플랜
하라

THE PLAN
Copyright © 2013 by Lyn-Genet Recitas
All rights reserved.

Korean Translation Copyright © 2014 by Next Wave Media. co., Ltd.
This edition is published by arrangement with Grand Central Publishing, New York, New York, USA.
through Imprima Korea Agency

이 책의 한국어판 저작권은 Imprima Korea Agency를 통해 Hachette Book Group USA, Inc와의
독점 계약으로 흐름출판에 있습니다.
신저작권법에 의해 한국 내에서 보호를 받는 저작물이므로 무단전재와 복제를 금합니다.

2,000명의 비만환자를 추적하여 탄생한 기적의 20일 해독 플랜

플랜하라

초판 1쇄 인쇄 2014년 5월 9일
초판 1쇄 발행 2014년 5월 19일

지은이 린 제넷 레시타스
옮긴이 이문영
감수자 왕혜문
펴낸이 유정연

책임편집 김소영
기획편집 김세원 최창욱 장지연 **전자책** 이정 **디자인** 신묘정 이애리
마케팅 이유섭 최현준 **제작** 임정호 **경영지원** 박승남

펴낸곳 흐름출판 **출판등록** 제313-2003-199호(2003년 5월 28일)
주소 서울시 마포구 서교동 464-41번지 미진빌딩 3층(121-842)
전화 (02)325-4944 **팩스** (02)325-4945 **이메일** book@hbooks.co.kr
홈페이지 http://www.nwmedia.co.kr **블로그** blog.naver.com/nextwave7
출력·인쇄·제본 (주)현문 **용지** 월드페이퍼(주) **후가공** (주)이지앤비(특허 제10-1081185호)

ISBN 978-89-6596-113-0 13510

- 이 책은 저작권법에 따라 보호를 받는 저작물이므로 무단 전재와 복제를 금지하며,
  이 책 내용의 전부 또는 일부를 사용하려면 반드시 저작권자와 흐름출판의 서면 동의를 받아야 합니다.
- 흐름출판은 독자 여러분의 투고를 기다리고 있습니다. 원고가 있으신 분은 book@hbooks.co.kr로
  간단한 개요와 취지, 연락처 등을 보내주세요. 머뭇거리지 말고 문을 두드리세요.
- 파손된 책은 구입하신 서점에서 교환해 드리며 책값은 뒤표지에 있습니다.

이 도서의 국립중앙도서관 출판시도서목록(CIP)은 e-CIP홈페이지(http://www.nl.go.kr/ecip)와 국가자료공동목록시스템
(http://www.nl.go.kr/kolisnet)에서 이용하실 수 있습니다. (CIP제어번호 : CIP2014014250)

my 는 흐름출판의 생활·예술·에세이 브랜드입니다. Make Your Life, MY!

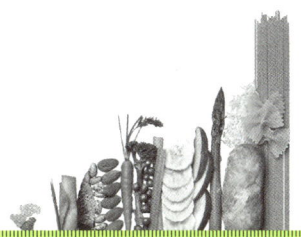

2,000명의 비만환자를 추적하여 탄생한 기적의 20일 해독 플랜

플랜하라

린 제넛 레시타스 지음
이문영 옮김
왕혜문 감수

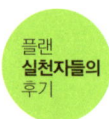

> "플랜을 하면서 스트레스 없이 살을 빼고,
> 어떤 음식을 먹고, 피해야 하는지 정확하게 알게 되었다!"

플랜은 그 어느 식이요법보다 사람을 기분 좋게 한다. 플랜을 하면서 컨디션을 회복했을 뿐만 아니라 작년 여름 내내 나를 괴롭히던 눈 다래끼가 말끔히 사라지는 놀라운 경험을 했다. 치료하기엔 너무 작고 가만두기엔 눈에 항상 거슬리던 작은 혹 같은 다래끼가 8개월 만에 내 눈에서 스스로 떨어지고, 새살이 돋아났던 것이다. 그뿐 아니라 플랜 해독 기간에 내 몸이 정화되었고, 음식이 내 몸에서 깨끗하게 연소가 되어 각종 염증이 서서히 가라앉고, 곳곳의 혈액순환이 잘 되면서 신진대사도 촉진되었다.
나는 플랜을 통해 건강한 음식이 삶을 더 즐겁게 한다는 것을 여실히 깨달았다. 인생에서 중요한 경험을 하게 해준 플랜에 감사한다. **왕혜문, 40세**

나는 2년 전에 재발성다발연골염과 다낭성난소증후군 진단을 받았다. 나는 병의 진행속도를 늦추기 위해 무엇이든 해야만 했다. 열두 개의 알약을 매일 먹으며 하루하루를 견뎌냈다. 그러던 중 플랜을 만나게 되었다. 내 몸에 맞는 음식을 찾고, 나에게 맞는 건강법을 찾아 실행한다는 점이 매력적이었다. 플랜을 시작한 지 두 달 반이 지나고 7kg이 빠졌다. 또한 몸 상태도 피부도 무척 좋아졌으며, 다낭성난소증후군 약도 끊게 되었다. **제인, 50세**

나는 열다섯 살 때부터 줄곧 다이어트를 해왔다. 단백질 다이어트, 생식, 현미 다이어트, 제한 식이요법 등 수많은 다이어트를 했다. 물론 다이어트를 할 때는 체중이 조금 줄긴 했지만, 피로감이나 통증이 사라진 적은 한 번도 없었다. 플랜을 시작하고 나는 놀라운 변화를 경험했다. 내 몸에서 염증을 일으키는 음식들을 찾아내었더니, 체중이 16kg이 줄었고 옷 치수가 다섯 단계나 줄었다. 그리고 통증이 사라졌다. 나는 치즈와 다크 초콜릿, 감자 칩을 먹으면서 살을 뺐다. 플랜을 해보라. 운동을 더 하거나 식사량을 줄일 필요는 없다. 사실 나는 덜 움직이고 더 먹었다. 그저 내 몸에 부담을 주는 음식들을 찾아내고 그것을 끊었을 뿐이다.   **로라, 44세**

나는 규칙적으로 운동을 했고, 건강에 좋은 음식을 먹었다. 그런데 몸무게는 요지부동이었고, 허구한 날 위장 상태가 좋지 않았다. 두 달 반 동안 플랜을 실천하면서 굉장한 경험을 했다. 거의 7kg이 빠졌다. 죽도록 운동을 하는 것도 아닌데 체중이 빠지고 있다. 또한 위 상태도 좋아졌다.   **루시, 47세**

평범한 사회인이자 아마추어 3종 경기선수인 나는 건강에 아주 관심이 많다. 플랜은 다이어트 방법을 가르치지 않는다. 플랜은 건강과 활력을 향상시키는 데 필요한 최고의 음식들을 알려준다. 플랜은 오로지 나에게만 초점을 맞춘다. 내 몸이 좋아하는 음식과 내 몸이 음식에 반응하는 숨은 원인을 찾아낸다.   **존, 47세**

내 몸에 맞는 음식을 찾아라

⋮

끊임없이 다이어트를 시도했다.
건강에 좋은 음식을 먹었다.
운동도 했다.

⋮

하지만 체중은 여전히 늘고 있다. 조금 늘기도 하고 많이 늘기도 한다. 혹은 체중은 늘지 않지만 요즘엔 왠지 노력해도 살이 잘 안 빠지는 것 같다. 게다가 호르몬 장애나 두통, 피부병, 관절통, 과민대장증후군, 소화장애 등을 겪기도 한다. 건강에 좋은 음식들을 챙겨 먹었지만 어느 날 체중계에 올라보니 눈금이 올라가 있다. 이유를 모르겠다. 낭패감에 다음 날 하루 종일 쿠키를 먹어댔지만 체중은 그대로다. 쿠키 다이어트를 하면 즐겁기라도 하지 않을까라는 생각이 든다. 전에는 주스 다이어트나 단식, 운동으로 살을 뺐지만 이제는 이런 방법들도 별 효과가 없다. 몸무게가 꿈쩍도 하지 않으니 말이다. 당신이 수천 명의 내 고객들처럼 이런 경험을 하고 있다면 실망이 몹시 클 것이다.

몸이 반응하지 않는 이유는 뭘까?

사실 답은 매우 간단하다. 체중은 섭취한 음식에 대해 몸이 화학적 반응을 일으킨 결과에 지나지 않는다. 당신은 필요 이상의 탄수화물이나 필요 이상의 지방, 혹은 필요 이상의 열량을 섭취하지 않는다. 단지 염증 반응을 일으키는 특정한 음식을 먹을 뿐이다. 우리 몸에 염증 물질이 가득 차면 체중 증가, 두통, 피부병, 고혈압 등 많은 문제가 생길 수 있다. 낮은 수준의 염증이라도 이러한 증상을 일으키는 숨은 원인이 된다. 염증은, 건강음식으로 알려져 있지만 인체에서 슬금슬금 반응을 일으켜 과체중과 우울, 질병을 끊임없이 초래하는 음식들의 지원과 사주를 받는다.

그렇다. 귀리, 연어, 칠면조, 콩, 그리스 요구르트(유장을 걸러낸 저지방 고단백 우유-옮긴이) 등과 같이 흔히 말하는 '건강음식'이 범인이다. 당신이 절망에 빠지는 이유는 이런 식품들 때문이다. '몸에 좋다'는 이 식품들이 몇 년에 걸쳐 문제를 일으킨다. 마음껏 먹지도 못하고 식사 조절을 하지만 어느새 살이 붙고, 몸은 점점 약해지며 기력이 딸린다.

믿기 어렵겠지만, 쿠키와 나초는 문제가 아니다. 물론 허구한 날 정크푸드를 달고 살면 살이 찐다. 그건 당연하다. 하지만 그런 음식을 먹지 않는 당신 또한 "어머, 왜 살도 안 빠지고 건강도 좋아지지 않지?"라고 말한다. 쿠키나 나초 같은 음식은 입이 즐거우니까 먹는다. 그리고 때로는 먹고 싶은 걸 먹어야 한다. 하지만 생선은 어떤가? 깍지콩은? 토마토소스는? 하루 종일 컵케이크를 먹어대면 0.5kg은 찔 것이다. 괜찮다. 아마 다음 날 체육관에 가서 운동을 하면 몸무게가 돌아올 테니 말이다. 하지만 하루 내내 건강에 좋은 음식을 먹고 0.5kg이 찐다면 문제가 있다. 당신은 그 문제가 무엇인지 이제 알게 될 것이다.

　우리 몸은 부지불식간에 어떤 음식이 몸에 유익하고 유익하지 않은지 끊임없이 우리와 대화한다. 피로, 스트레스 조절 능력 저하, 소화장애는 모두 몸이 음식을 먹지 말라고 보내는 경고 신호다. 그런데 그 음식이 무엇인지 어떻게 알까? 이 신호들을 어떻게 해석할까? 내가 이 책을 쓴 이유는 당신의 이런 궁금증을 풀어주기 위해서다.

　이 책을 잘 선택했다. 앞으로 20일 동안 우리는 스스로의 몸에 맞고 맞지 않는 음식을 가리는 테스트를 할 것이다. 나는 이 프로그램 이름을 '플랜The Plan'으로 정했다. 인체의 반응은 사람마다 제각기 다르다. 따라서 음식을 체계적으로 테스트해 자기 몸이 반응하는 방식을 알게 되면 식품을 현명하게 선택할 수 있다.

　플랜은 3단계로 나뉜다. 첫 번째 단계는 3일간 몸을 청소하는 기간으로, 손쉬운 해독을 통해 몸 속을 깨끗하게 만든다. 두 번째 단계는 테스트 기간이다(Day 4~Day 20). 자신에게 맞는 음식과 반응을 일으키는 음식을 철저히 가리기 위해 특정한 음식과 식당 음식을 테스트한다. 걱정은 붙들어 매라. 몸에 맞지 않는 음식으로 밝혀져도 영원히 먹지 말라는 뜻은 아니니까. 지혜로운 방식으로 그 음식을 즐기는 법을 배우게 될 것이다. 세 번째 단계는 자가 테스트 기간이다. 이 단계에서는 자신만의 메뉴와 테스트 방법을 만들고 신체의 반응을 분석하는 법을 배워, '플랜'이 자연스럽고 쉬운 생활방식이 되도록 한다.

모든 과정을 마칠 때쯤이면 체중의 최대 8%가 빠지고 수면 패턴과 에너지 수준, 소화 기능, 건강 상태가 획기적으로 개선된다(수년간 복용하던 약을 끊은 고객도 많다). 이런 일이 일어나는 이유는, 염증을 일으키는 음식을 제거해 몸이 가장 원하는 회복과 재생, 균형을 유도하기 때문이다. 무엇보다도 당신은 이 책을 읽은 후 귀중한 지식을 얻게 될 것이다. 즉 내 몸이 다양한 음식을 처리하는 방식을 알게 되어, 이유 없이 체중이 늘거나 원인을 알 수 없는 증상으로 고생하는 일이 다시는 없을 것이다.

플랜은 다이어트 프로그램이 아니다. 나는 자연식단이나 완전 채식, 또는 저지방이나 저탄수화물 다이어트, 또는 과거에 했던 다른 종류의 다이어트 방법을 권하지 않는다. 몸을 해치는 숨은 방해꾼을 스스로 알아내 자기 몸에 맞는 식단을 찾기를 바란다. 다시 말해, '당신만의 플랜'을 짜는 것이다. 물론 20일간 지켜야 할 '지침'이 있기는 하지만, 궁극적인 목표는 단지 20일이 아닌 앞으로 남은 생애 동안 식습관을 바꿀 수 있도록 맞춤식 식단을 만드는 것이다.

다음은 '플랜'을 통해 알게 되는 내용들이다.

- 문제가 있다고 여기는 식품이 문제가 아닌 이유. 너무나 많은 사람들이 감자칩과 과카몰리를 먹고 살을 뺄 수 있음에도 샐러리와 후무스를 먹고 살이 찐다.
- 자기 몸에 '맞는' 음식과 '반응을 일으키는' 음식(나는 '좋은' 혹은 '나쁜' 음식이란 표현을 쓰지 않는다. 좋은 음식과 나쁜 음식은 없다. 단지 몸에 맞거나 맞지 않는 음식이 있을 뿐이다).
- 원수였던 '체중계'가 가장 친한 친구가 되는 이유. 매일 재는 체중은 데이터에 불과하다. 우리는 이 데이터를 이용해 당신의 몸이 특정한 음식에 반응하는 방식을 알려줄 것이다. 체중계가 많은 것을 설명해주는 매우 유용한 도구라는 걸 깨닫게 될 것이다.
- 체중이 줄지 않는 이유가 갑상선의 기능 저하 때문인지 아닌지 파악하고, 이를 쉽게 회복하는 방법.
- 좋아하는 음식을 즐기면서도 체중을 줄이고 행복한 기분을 느끼는 방법.
- 앞으로 살아가는 동안 원하는 체중과 건강 상태를 유지하기 위

한 메뉴를 개발하는 방법.

'플랜'을 실천한다면 20일 이내에 건강에 더 이로운 음식을 먹는다는 목표가 거의 이루어질 것이다. 아침에 일어났을 때 상쾌한 기분과 활력을 느끼며 체중도 줄 것이다. 가장 중요한 것은, 먹고 싶은 걸 못 먹는다고 느끼지 않는다는 점이다. 먹는 즐거움을 되찾기 바란다. 나는 맛있는 음식을 좋아한다. 외식업계에서 오래 일했던 나는 질 좋은 스테이크와 치즈, 디저트, 훌륭한 포도주와 같은 맛있는 음식의 세계에 빠져 있었다. 그런 음식들은 여전히 내 삶에서 커다란 부분을 차지한다. 당신이 음식을 좋아한다면 분명히 나와 비슷한 경험을 할 것이다. 나는 당신이 '즐거움을 주는' 음식을 피하지 않기를 바라며, 빵과 버터를 곁들인 맛있는 스테이크를 비방하지 않아야 하는 이유를 알기 바란다. 스테이크가 달걀 흰자로 만든 오믈렛보다 훨씬 유익할 수 있다.

여기서는 '이걸 먹지 마라', 저기서는 '저걸 먹지 마라' 하는 모순된 정보의 바다에 빠진 우리는 점점 음식을 두려워하게 되어, 식당에서 샐러드밖에 주문할 게 없다고 생각한다. 그렇다. 누군가는 하루 500칼로리 혹은 800칼로리로 열량을 제한해 체중을 줄일 수 있다. 하지만 평생 그렇게 살 수는 없다. 지금까지 당신이 접한 정보와 시도했던 다이어트는 모두 평균치를 기준으로 했다는 점을 이해하기 바란다. 인구의 70%에게 맞으면 매우 효과가 있다고 간주된다. 하지만 나머지 30%에 내가 속한다면?

　게다가 맛난 음식을 스스로 거부하면 살맛이 날까? 밖에 나가 맛있는 음식을 즐기지 못한다고 생각하면 기운이 빠진다. 만일 내가 고객에게 '플랜에 적합한' 음식들만 먹으라고 권한다면 몹시 불행해질 사람이 많을 것이다. 당신이 남은 생애 동안 플랜을 지킬 수 있기를 바란다. 여기에는 즐겁게 외식하는 일도 포함된다. 플랜을 실천하면 집이든, 식당이든, 잔칫집이든, 심지어 휴가지이든, 어디서나 자유롭게 먹을 수 있다. 먹는 즐거움과 눈부신 건강을 얻는 동시에, 강인하고, 섹시하며, 날씬하고, 아름다운 몸을 만드는 음식을 고를 수 있게 될 것이다.

　당신은 이 책 《플랜하라》와 함께 인생을 바꾸는 중요한 여정을 떠날 것이다. 노력이 필요하지만, 최소한 10일만 철저히 지키면 기초를 다질 수 있다. 20일 동안 거르지 않고 열심히 음식을 만들고 분석하면 인생이 바뀔 것이다. 이 여정을 함께해서 정말로 기쁘다.

린 제닛 레시타스

목차

플랜 실천자들의 후기 004
prologue 내 몸에 맞는 음식을 찾아라 006

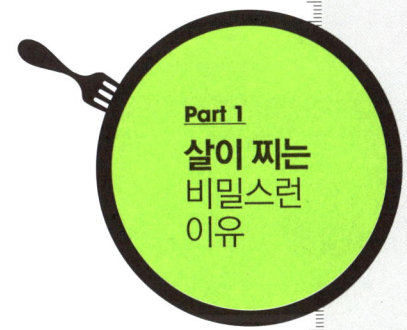

Part 1
살이 찌는 비밀스런 이유

무엇이 문제일까

Chapter 1

은밀한 범죄자 023 ● 반응을 일으키는 음식 029 ● 공범자들 035 ●

플랜으로 고쳐라

Chapter 2

안티 다이어트 048 ● 문제는 열량이 아니라 몸의 화학적 특성이다 051 ● 체중은 데이터일 뿐이다 054 ● 플랜의 방식 055 ●

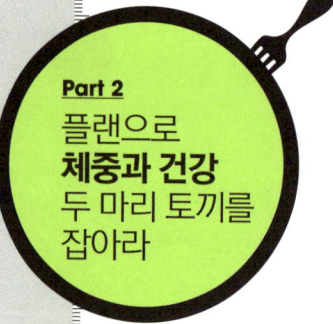

Part 2
플랜으로 **체중과 건강** 두 마리 토끼를 잡아라

Chapter 3
플랜 준비하기

플랜 준비물 061 ● 영양제 063 ● 갑상선 테스트하기 067 ● 침투성 효모균의 정체 069 ● 수분 섭취량 계산하기 072 ● 가장 중요한 준비 074 ●

Chapter 4
STEP 1 3일의 해독

해독을 하면 어떤 일이 일어날까? 080 ● 해독 기간에 운동하기 084 ● 해독의 기본 사항 085 ● 플랜 20일 식단표 Q&A 085 ● 플랜의 요리 097 ● 플랜의 한 끼 양 100 ● Day ① 기초 음식 101 ● Day ② 견과류 105 ● Day ③ 병아리콩 108 ● 해독 마치기 111 ●

Chapter 5
STEP 2 음식 테스트 단계

반응을 일으킬 가능성이 있는 음식들 116 ● 몸의 화학작용 이해하기 120 ● 몸이 보내는 신호 읽기 122 ● 자료 이용하기 125 ● 운동과 플랜 127 ● 테스트 기간에 지켜야 할 기본 사항 129 ● Day ④ 치즈 132 ● Day ⑤ 호밀 136 ● Day ⑥ 단백질 139 ● Day ⑦ 테스트 없는 날 145 ● Day ⑧ 빵 150 ● Day ⑨ 테스트 없는 날 155 ● Day ⑩ 새로운 단백질 158 ● Day ⑪ 테스트 없는 날 162 ● Day ⑫ 새로운 채소 167 ● Day ⑬ 테스트 없는 날 171 ● Day ⑭ 아침 식사(또는 우유) 테스트 174 ● Day ⑮ 테스트 없는 날 178 ● Day ⑯ 하루에 두 종류의 단백질 먹기 181 ● Day ⑰ 테스트 없는 날 184 ● Day ⑱ 식당 테스트하기 186 ● Day ⑲ 새로운 채소 192 ● Day ⑳ 테스트 없는 날 194 ● 20일 마무리하기 194 ●

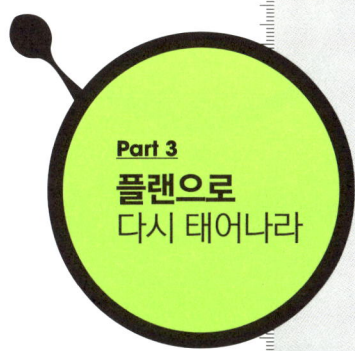

Part 3
플랜으로 다시 태어나라

STEP 3 자가 테스트하기

Chapter 6

새로운 음식 테스트하기 199 ● 새로운 음식 테스트 지침 201 ● 나만의 식단표 만들기 202 ● 식단표 지침 203 ●

플랜의 생활방식

Chapter 7

일상에서 플랜 실천하기 206 ● 플랜 3단계 Q&A 208 ● 플랜하며 여행하기 210 ● 특별한 날에 플랜하기 211 ● 플랜하며 운동하기 213 ● 진화하는 반응 215 ● 평생 건강을 위한 플랜 217 ●

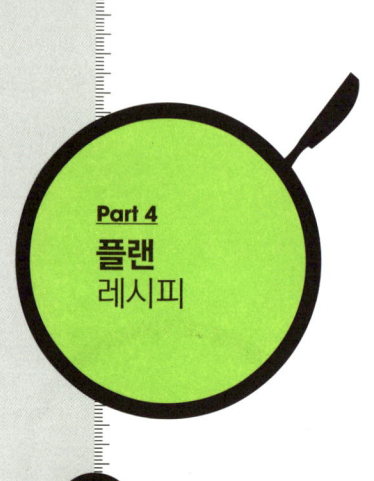

Part 4
플랜 레시피

Chaper 8 Day 1~ Day 20 레시피 **220**

Chaper 9 자가 테스트를 위한 레시피 **244**

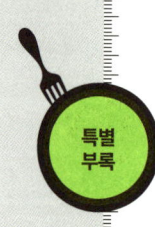

특별부록

왕혜문 한의사의 플랜 실천 20일 **286**
플랜의 갑상선 식단 **322**
5일간의 자가 테스트하기 **354**

감사의 글 **359**

Part 1
살이 찌는
비밀스런 이유

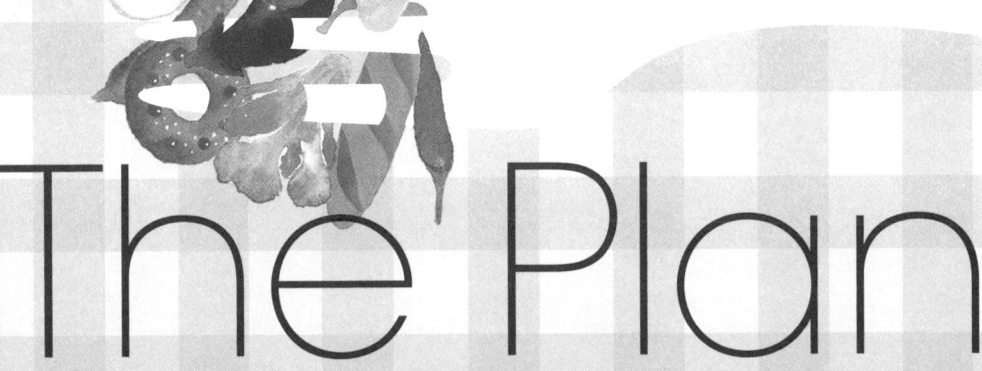

The Plan

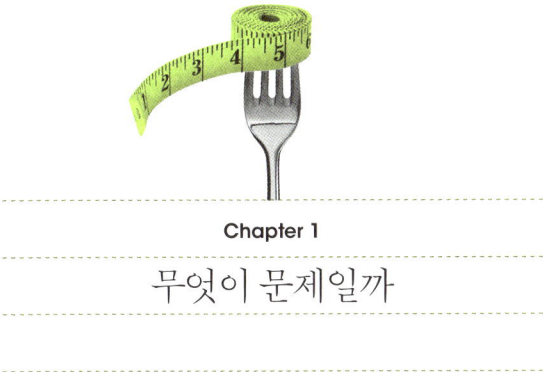

Chapter 1

무엇이 문제일까

44세의 캐롤린이 나를 찾아왔을 때, 그녀는 절망에 빠진 상태였다. 지난 몇 년간 슬금슬금 불어난 9kg을 빼기 위해 안 해본 다이어트가 없었고, 좋다는 해독도 해보고 약도 먹어봤지만 효과가 없었다. 건강에 좋은 식사를 하고 일주일에 4번 운동을 했지만 대개는 몸에 활력이 없고 우울했다. 그녀는 유명한 의사와 다이어트 전문가를 찾아가고, 식이조절 캠프에 참여하는 등 여러 방면으로 해결 방안을 모색했지만 모두의 이야기가 달라서 혼란만 가중될 뿐이었다. 나를 처음 찾아왔을 때 캐롤린은 우울증치료제와 카페인, 하루 800칼로리의 열량으로 버티고 있었으나, 우울한 마음과 허리에 붙은 살은 꼼짝도 하지 않았다.

51세의 조너선은 약이 오를 대로 오른 상태였다. 그는 늘 귀리, 샐러드, 구운 연어와 같은 '완벽한 식사'를 했지만 원수 같은 18kg은 절대 빠지지 않았다. 조너선을 더욱 화나게 만드는 건 좀처럼 나아질 기미가 보이지 않는 통풍과 높은 콜레스테롤 수치였다. 좋다는 건 다 하고 있었지만 아무 효과가 없었다.

38세의 제시카는 심각한 상황은 아니었지만 답답하기는 마찬가지였다. 그녀는 한숨을 쉬며 이렇게 말했다. "옷 치수가 자기 맘대로 늘었다 줄었다 해요. 어느 날은 청바지가 몸에 잘 맞다가도 다음 날엔 배가 나와서 지퍼도 올라가질 않아요. 며칠씩 배가 빵빵할 때도 있는데 도대체 원인을 모르겠어요. 그러다가는 또 어느 날 이유 없이 다시 배가 꺼져요. 내 몸을 내가 다스리지 못한다는 생각이 들어요."

나는 캐롤린과 조너선, 제시카와 같은 고객을 수천 명 만났다. 뭘 먹어도 살이 찌는 것 같아 무엇을 먹어야 할지 모르는 사람들, 예전에 했던 다이어트를 하나로 묶어 다섯 가지의 음식만 돌아가며 먹는 사람, 피곤과 우울함을 느끼거나, 과민대장증후군, 만성 통증, 변비, 습진, 그밖의 질병들로 고생하는 이들도 있었다.

사실 이들은 똑똑한데다 건강도 잘 챙기는 부류다. 그런데 좋다고 알려진 방법을 다 시도해봐도 효과를 보지 못한 것이다. 좋은 음식을 먹고, 운동을 하고, 체중 감량에 효과적이었던 극단적인 해독까지 했지만 어느 날 갑자기 이런 방식들이 통하지 않는다. 일이 안 풀릴수록 그들은 점점 자신의 몸을 믿지 않게 된다. 솔직히 말해, 좋지 않은 현상이다.

　이제 과장 광고된 다이어트의 유혹을 물리치고 아주 중요한 문제를 해결할 시점이 되었다. 지금부터 실제로 체중이 느는 원인과 고통스럽거나 몸을 쇠약하게 만드는 증상의 근원을 밝힐 것이다. 몸은 절대 당신을 배반하지 않을 것이다. 비록 그렇게 느낄지라도 말이다. 그리고 음식은 적이 아니다. 결코 그렇지 않다. 좋은 음식은 신체적, 정서적으로 우리에게 영양을 공급한다. 마치 다이어트가 우리의 몸과 정신을 굶주리게 하듯이 말이다. 단언하건대, 몸도 음식도 우리의 적이 아니다. 잘못된 음식이 적이다. 문제는 아주 단순하게도, 체중을 줄이는 방법에 대한 잘못된 정보다.

　다음은 우리 대부분이 옳다고 여기는 '기초 상식'이다.

- 건강에 좋은 음식과 나쁜 음식이 있다. 건강에 좋은 음식을 먹으면 날씬함과 활력을 유지할 수 있다.
- 적당량을 먹는 것이 체중 감량의 핵심이다.
- 지방은 되도록 적게 먹어야 한다.
- 먹은 양보다 열량을 더 많이 태우면 살이 빠진다.
- 살을 빼려면 여성은 하루 1,500칼로리, 남성은 하루 1,800칼로리 이하를 섭취해야 한다.

그러나 '올바른 것'을 모두 실천했지만 여전히 살이 찌거나 몸이 좋아지지 않는다면 어떻게 해야 할까? 칠면조나 아스파라거스처럼 건강에 좋다는 음식만 먹어도 살이 찌는 이유는 뭘까?

몸을 잘 관리해도 느닷없이 건강에 문제가 생기는 이유는 뭘까? 이 대목에서 할 이야기가 많다. 무엇이 문제인지 알려주고 싶다.

'건강한 방법으로 체중을 줄이고 유지할 수 있다'는 사실을 믿지 못하는 사람이라면 꼭 '플랜'을 해보기 바란다. 나는 이런저런 다이어트를 많이 해보았지만 몸에 필요한 영양소를 제대로 섭취하면서 날씬한 체중을 유지하기란 정말 힘들었다.

플랜을 시작한 이유는 몸무게를 몇 kg 줄이고, 식사 후에 늘 더부룩한 이유를 알고 싶어서였다. 나는 플랜을 시작하고 두 달 만에 9kg이 빠졌고, 내 몸이 음식을 소화하고 처리하는 과정을 개념적으로 이해하기 시작했다. 더부룩한 느낌이 없어지고 전반적으로 활력이 생기고 건강해졌다.

가장 좋은 점은, 여전히 체중을 유지하면서도 플랜을 시작할 때와 비슷하게 몸 상태가 좋다는 것이다. 또한 음식습관이 변했다. 이제 나는 '몸에 안 좋은' 음식이 덜 당기고, 나에게 '맞는 음식'과 '민감한 반응을 일으키는 음식'을 알고 있다. 그 결과, 집에서 요리를 하지 않던 내가 매번 가족의 저녁상을 차리고, 장을 보고, 영양

성분표를 열심히 읽는다. 그리고 지금의 나에게 맞는 음식을 찾는 방법을 안다. 외식할 때에도 내 몸에 좋은 음식을 고를 수 있어서, 주문한 음식에 대해 더 이상 죄책감을 느끼지 않는다. 부족하게 먹는다는 느낌은 전혀 없다. 실제로 하루는 플랜을 무시하고 비싼 식당에서 거하게 저녁 식사를 했는데, 1~2kg가 늘어난다 해도 어떻게 해야 뺄 수 있을지 알았기 때문에 전혀 스트레스를 받지 않는다.

플랜은 그저 체중을 줄이는 일이 아니다. 그보다 훨씬 많은 의미를 담고 있다. 플랜을 하면 상상할 수 있는 가장 긍정적인 방식으로 식습관을 변화시킬 수 있다. 사람들이 "무슨 다이어트를 한 거예요?"라고 물으면 나는 난감해진다. 나는 언제나 "다이어트 한 게 아니에요."라고 대답한다. 나는 단지 어떤 음식이 내 몸에 맞는지 알았을 뿐이다. 그것이 플랜으로 얻은 가장 큰 소득이다. 플랜은 다이어트가 아니다. 당신 또한 플랜을 제대로 알게 되면, 식습관이 바뀔 뿐만 아니라 내적, 외적으로 느끼는 바가 달라질 것이다.

탈리아, 35세

은밀한 범죄자

모든 문제를 일으키는 숨은 범인은 염증이다. 낮은 수준의 염증이 거의 모든 질병과 질환의 숨은 범인이라는 생각은 지난 수십

년 동안 의학계에서 가장 주목받는 가설로 떠올랐다. 수없이 많은 연구에서 경미한 만성 염증이 암, 당뇨병, 심장병, 과민대장증후군, 크론병, 알츠하이머병, 파킨슨병, 다낭성난소증후군, 불임, 조기노화, 비만 등을 유발하는 것이 밝혀졌다. 만성적인 염증이 위험한 결과를 초래한다는 것은 이제 주요 언론에서도 보도할 만큼 알려진 사실이다. 2004년, 〈타임〉은 '염증, 조용한 살인자'라는 제목의 커버스토리를 실었다. 베스트셀러 작가이자 건강전문가인 앤드류 웨일 박사와 마크 히먼 박사는 염증, 노화, 건강, 체중 감소 사이의 관련성을 알리는 책을 썼다. 〈얼루어〉, 〈바자〉, 〈보그〉는 미용과 건강의 측면에서 염증이 인체를 공격한다는 기사를 냈다.

일차적인 기능으로 보면, 염증은 좋은 것이다. 염증은 부상을 당하거나 질병에 걸렸을 때 치유의 속도를 높이고 인체의 조직을 보호하는 인체의 면역반응이다. 문제는 이 염증이 가라앉지 않고 체내에서 만성화될 때 발생한다. 인체에 염증을 일으키는 화학물질이 가득 차면 질병이 발생하고, 조기노화가 진행되며, 체중도 늘어난다.

대부분의 의사들이 간과하는 중요한 사실이 하나 있다. 우리가 어떤 식품을 선택하느냐에 따라 염증 과정이 가속화하거나 후퇴한다는 점이다. 누구에게나 염증을 일으키는 식품이 있다. 이러한 식품들은 식품 하나만 놓고 봤을 때는 건강음식일 수 있지만, 각기 다른 인체의 화학적 성질과 결합할 때 심각하게 독성을 일으킬 수 있다. 이렇듯 독성을 일으키는 음식을 먹었을 때, 인체는 대단히 영리해서 독성물질이 들어왔다고 알아차린다. 이때 우리 몸은 공격을 받았다고 인식해 삼엄한 경계태세를 갖춘다. 인체는 독성 물질이(그리고 호르몬과 호르몬이 대량 방출하는 화학물질) 뇌와 그밖에 중요한 조직에 닿지 못하도록 조직에 수분을 대량 공급한다. 이때 부기, 발진, 가려움, 조직손상 등이 시작된다. 인체의 에너지가 계속 이 일에 소모되면, 소화, 순환, 인지 기능을 포함한 인체의 다른 기관들이 둔화된다(이때 체중이 늘고, 관절통과 우울감 등이 나타난다). 게다가 면역 체계의 60~70%는 내장의 림프 조직GALT에 위치한다. 몸이 어떤 반응을 보일지 짐작이 되는가? 인체가 '독소'를 인식해 배출할 때까지 체내에서는 청소 작업이 이루어진다. 음식에 대한 이러한 반응은 72시간은 족히 지속되기도 한다.

체중 증가는 특정한 음식에 대한 인체의 화학반응에 지나지 않는다. 반응을 일으키는 음식을 먹으면 염증 반응이 시작되고, 소화력이 저하되며, 느닷없이 체중이 1~2kg 는다. 이때 우리는 연어나 팝콘 같은 음식 때문에 살이 쪘다고 말하는 실수를 저지른다. 살이 찌는 건 결코 음식 때문이 아니다. 체중계의 눈금을 올리고 잠재한 질병을 일깨우는 건 체내에서 시작되는 화학반응이다.

살이 1~2kg 찔 때마다 몸에는 반응이 나타난다. 그것을 문제로 인식하지 못한다 할지라도 말이다. 나는 항상 처음 온 고객들에게 원하는 목표가 무엇이고 어떠한 문제가 있는지 설문지에 쓰도록 한다. 그들의 60%는 건강에 문제가 없다고 답한다. 하지만 플랜을 시작하고 그들은 축 처진 눈 밑 지방이 사라지거나, 밤에 깨지 않고 잘 잔다거나, 두 계단을 한꺼번에 올라가도 무릎이 아프지 않다는 것을 불현듯 깨닫는다. 사실 그들이 언제나 '정상'이라고 생각했던 상태들은 결코 정상이 아니다.

신체적인 증상만이 아니다. 많은 사람들이 스트레스가 많은 생활 속에서 자신의 감정을 제대로 다스리지 못한다고 자책한다. 하지만 음식도 스트레스에 커다란 영향을 준다. 반응을 일으키는 음식은 우울증을 일으키고, 스트레스를 조절하는 능력을 떨어뜨리며, 인지기능에 영향을 준다. 사람들은 대부분 우리 고객인 안젤라처럼 그것을 알아차리지도 못한다. 41세인 안젤라는 두 아이의 엄마로서 스트레스가 많았다. 그녀는 걸핏하면 아이들에게 화를 낸다고 심하게 자책했지만, 자신을 예민하게 만드는 게 특정한 음식이라는 사실을 깨닫지 못했다. 우리는 그녀 몸에 반응을 일으키는 음식을 찾아내기 시작했다. 아니나 다를까, 그녀는 음식 중 하나를 먹고 10분이 안 되어 안젤라가 아이들에게 소리를 꽥 질렀다. 그리고 다음 날 보니 체중이 늘어 있었다. 정신적이든, 신체적이든, 정서적이든, 최상의 상태가 아닌 것에는 숨은 이유가 있다. 그리고 많은 경우, 반응을 일으키는 음식이 그 원인이다.

반응을 일으키는 음식을 끊으면 놀라운 일이 벌어진다. 54세의 잭은 플랜을 시작한 지 6일째 되는 날 이렇게 물었다. "최근 몇 년 동안 이렇게 머리가 맑은 적이 없었는데, 제가 그렇게 생각해서인가요?" 대답은 "아니오"다. 결코 그의 생각 때문이 아니다. 사람들은 '민감한' 음식에 아주 빨리 반응하며, 몸과 식단에서 그 음식을 제거하자마자 체중이 줄고 증상이 완화되는 경험을 하게 된다. 그들은 어느 때보다 안색이 밝아지고, 몸 상태가 좋아진다. 염증의 불꽃을 끄면 인체는 본래의 생리를 회복해 항상성이라 불리는 균형의 상태에 도달한다.

저마다 다른 인체의 미스터리를 푸는 비밀 열쇠는 각자에게 염증 반응을 일으키는 특정 음식을 찾는 것이다. 그런 음식을 알아내 제거하면 체중이 줄고, 젊어 보이며, 최상의 상태를 유지할 수 있다. 이것이 바로 플랜이다.

> 플랜을 시작하기 전에 나는 일주일에 두세 번은 심한 과민대장증후군으로 고생하곤 했다. 문제를 일으키는 음식을 콕 집어 알 수는 없었지만, 나는 나름대로 증상을 가라앉히는 방법을 터득했다. 적포도주를 마시며 욕조에서 목욕을 하는 것이었다. 배가 아파 직장에서 조퇴하는 날은 얼마나 고통스러웠던지…. 내 딴에는 건강

에 좋은 음식을 먹는다고 생각했다. 가공식품은 거의 먹지 않고, 채소와 몸에 좋은 통곡물, 살코기, 생선 등을 먹었다. 달리 말해 '몸에 좋은' 건 모두 한다고 생각했다. 그런데 왜 그렇게 허구한 날 아팠을까?

하지만 플랜을 시작하자 놀라운 일이 생겼다. 지난 6개월간 과민대장증후군을 다섯 번밖에 겪지 않았다. 그동안 어느 의사도 도움이 되지 않았지만, 플랜을 하면서 내 몸에 맞는 음식과 맞지 않는 음식을 구별하는 방법을 알게 되었기 때문이다. 그때부터 나는 플랜의 식사법을 실천하며 플랜의 열혈 전도사가 되었다. 체중이 5kg 넘게 빠진 건 뜻밖의 보너스다.

지난 9월, 22세인 조카딸에게도 플랜을 소개했다. 조카는 일종의 관절염을 진단받았는데, 통증이 심해서 제대로 계단을 내려가지 못했다. 의사는 복용 중인 약이 충분하지 않다며 더 강한 약을 복용하라고 했다. 나는 조카딸이 젊은 나이에 너무 강한 약에 의존하는 것이 안타까워서 플랜을 해보라고 설득했다. 고맙게도 조카딸은 성실하고 열성적으로 플랜을 실천했고, 지금은 약을 모두 끊고 증상을 거의 느끼지 않는다. 플랜은 나와 내 조카딸의 인생을 바꿨다. **마시, 56세**

반응을 일으키는 음식

가장 답답한 일은, 체내에서 온갖 염증 반응을 일으키는 바로 그 음식을 당신이 지금도 먹고 있을지 모른다는 점이다. 전혀 알지 못한 채 말이다. 누누이 말하지만, 체중을 늘리고 몸을 아프게 하는 건 초콜릿이나 치즈, 포도주가 아니며 케이크와 쿠키도 아니다. 어쩌면 당신이 좋아하는 '건강음식'이 원인일 수 있다.

도나는 50대 초반으로 악성 습진 때문에 고생하고 있었다. 독신인 그녀가 나를 찾아온 이유는 6~7kg의 몸무게를 빼고 싶은 이유도 있었지만, 더 큰 이유는 습진 때문이었다. 습진은 염증이므로, 플랜을 시작하면 염증을 일으키는 원인을 찾을 수 있을 것 같아서였다.

도나는 플랜의 첫 3일 동안 일반적으로 염증을 잘 일으키지 않는 음식만 먹었다. 이 '해독 기간' 동안 사람들은 보통 2~3kg가 빠지고 증상이 현저히 줄어드는데, 도나도 예외는 아니었다. 4일째 되는 날, 아침에 일어나서 몸무게를 재니 2.5kg이 줄어 있었다. 하지만 더 중요한 건 습진이 사라진 것이었다. 그것도 말끔히. 도나는 흥분했다.

4일째, 도나가 간식으로 즐겨 먹는 '생 아몬드'를 먹도록 했다. 그보다 건강에 더 좋은 음식이 있을까? 아몬드를 8개 정도 먹고 몇 분 후에 도나는 운전하던 차를 갓길에 세우고 나에게 문자를 보냈다. "입안이 타들어가는 것 같아요!" 아니나 다를까, 다음 날 아침에 0.7kg이 늘고 습진이 재발했다. 도나는 그동안 입이 심심할 때마다 초콜릿 대신에 생 아몬드를 먹었다. 이 '유익한' 간식이 실은 문제의 근원이라는 사실을 까맣게 모른 채 말이다.

건강을 생각해서 먹는 몇 가지 음식이 반응을 일으킬 수 있다. 당신의 삶을 바꿔놓을 플랜의 기본 진리 중 하나는 다음과 같다. '건강에 좋은 음식은 없다. 단지 내 몸에 맞는 음식이 있을 뿐이다.' 사람의 체질은 제각각이다. 내 몸에서는 염증 반응을 일으켜 체중을 증가시키는 음식이 다른 사람에게는 전혀 문제를 일으키지 않을 수 있다. 그리고 그 반대일 수도 있다.

연어나 귀리, 아스파라거스 같은 '건강에 좋은 음식'을 추켜세우지 않는다고 나를 반대주의자라고 부르는 사람이 많다. 오해하지 마라. 나는 이런 음식들을 전혀 반대하지 않는다. 자기 몸에만 맞는다면 말이다. 핵심은 '자기 몸'에 있다. 이론적으로는 이런 음식이 '건강에 좋을'뿐더러 '슈퍼푸드'일 수도 있다. 하지만 35세 이상의 고객 중 85%는 이런 음식으로 체중이 늘고 건강에 문제가 생긴다(플랜은 35세가 넘은 사람들에 맞추어 짜여졌다. 곧 알게 되겠지만, 만성질병이 있지 않는 한 35세 전에는 음식에 반응을 덜 일으키기 때문이다).

우리는 일부 음식, 즉 대개 입을 즐겁게 하는 음식이 언제나 다이어트에 독이라는 통념에 젖어 있다. 그래서 우리 고객들처럼 체중을 줄이고 건강을 개선하기를 간절히 원하는 사람은 그런 음식을 끊기 시작한다. 하지만 대개는 그런 음식들이 문제가 아니다. 그런 음식이 문제라면 '건강에 좋은' 음식을 먹거나 열량을 급격하게 줄이고도 여전히 살이 찌는 불가사의한 일이 일어나지 않을 것이다. 식당에서 양념하지 않은 생선구이를 주문하며 '나 잘하고 있어!'라고 생각한 적이 얼마나 많았는가? 그것을 먹을 때마다 살이 찐다는 사실을 모른 채 말이다. 옥수수나 귀리를 먹으면 살이 찌고 건강이 나빠진다는 사실을 알지 못한 채 잡곡빵을 선택한 적이 얼마나 많았는가? 싹양배추나 아스파라거스보다 몸에 유익할지도 모르는 음식을, 좋아하면서도 애써 먹지 않은 적이 얼마나 자주 있었던가?

내 말을 믿어도 좋다. 지금 무슨 생각을 하는지 안다. 어떻게 흰빵이 잡곡빵보다 좋을 수 있단 말인가? 어떻게 감자칩이 바나나보다 좋을 수가 있단 말인가? 그러나 '모든 사람에게 좋은 음식은 없다'는 기본 진리를 기억하라. 스테이크와 흰빵, 버터를 먹으며 90대까지 탈 없이 사는 사람들의 이야기를 들어보았을 것이다. 분명히 이 음식들은 그들의 체질에 맞을 것이다. 나는 감히 그들에게 브로콜리 식단으로 바꾸라고 말하지 못한다. 죽을 수도 있으니까.

장담하건대 정말로 '건강에 좋은지' 의심이 든 적이 있다면 그 음식은 자기 몸에 맞지 않는 음식이다. 38세인 잉그리드는 동네에 있는 음식점에서 찐 새우와 채소를 자주 사 먹었다. 그러다 플랜을 하고 이 '다이어트' 음식이 체중 증가와 무릎 통증의 숨은 원인이었다는 걸 깨달았다. 47세인 테드는 건강을 생각해 귀리, 고추, 토마토소스를 넣어 만든 칠면조 미트로프를 주식으로 먹었다. 그러다 이 음식들을 함께 먹어서 1.5kg이 쪘다는 걸 깨달았다.

나는 내일이면 임신 38주가 된다. 공개적으로 말하지만, 플랜 덕에 뜻하지 않게 아들을 임신했다.

나는 '원인을 알 수 없는' 불임이었다. 검사상으로는 건강에 전혀 문제가 없었다. 혈액검사에서도 불임의 원인을 찾을 수 없었다. 두통, 관절통이 있었고 가끔씩 불안과 우울감에 시달렸다. 나는 안 해본 게 없었다. 알레르기 진단용 피부 검사, 채식(무려 5년간), 글루텐을 제거한 식단을 시도했을 뿐 아니라 생식까지 해보았다. 그럼에도 아무 효과가 없어서 허풍쟁이 취급을 받을까봐 최근에 시도한 식이요법에 대해서는 친구들에게 말을 꺼내지도 못했다.

나는 첫 딸을 아주 힘들게 가졌다. 그리고 첫 딸을 낳고 18개월 뒤, 배란을 하지 않았고 생리주기가 10일로 바뀌기 시작했다. 나는 이리저리 알아본 후, 임신호르몬 전문 내분비 의사를 수소문해 찾아갔다. 그는 또다시 '원인을 알 수 없는' 불임으로 진단하고, 여포자극호르몬과 자궁내수정으로 둘째 딸을 임신할 수 있도록 도왔다. 하지만 둘째를 임신한 지 7개월 때 몸에 정말로 무서운 이상이 생겼다. 어느 날 TV를 보려는데 화면이 잘 보이지 않았다. 나는 임신기에 흔히 있는 체액 정체로 인한 시력 변동이려니 생각했다. 하지만 아이를 낳고도 그 문제는 해결되지 않았다. 둘째 딸이 8개월 때, 내 뇌의 후두엽에서 체액 정체가 발생한다는 걸 알게 되었다.

신경과 의사는 생명이 위태로운 무서운 병(뇌졸중, 혈전, 종양)은 아니며, 전이 단계의 두통이라고 진단을 내렸다. 내 앞에는 두 개의 선택이 놓여 있었다. 아이의 젖을 떼고 매일 두통 억제제를 먹거나, 식단에 알레르기를 일으키는 음식이 있는지 시간을 두고 실험하는 것이었다. 의사는 아이의 성장에 방해가 될까봐 제한 식이요법을 탐탁하지 않게 여겼다. 그러면서 완치되기까지는 힘들고 시간이 많이 걸린다고 경고했다.

나는 식이요법으로 이 병을 고치기로 마음먹었다. 동네 시장으로 달려가 손에 잡히는 대로 유기농 식품을 사들여 '제대로' 먹기 시작했다. 그러나 2주 후에, 성인이 된 이래 최악의 두통을 겪었다.

그러다 플랜을 알게 되었다. 그동안 영양적으로 완벽하기 위해 먹은, 언론에서 홍보하는 '건강에 좋은' 음식, 즉 연어, 싹양배추, 자몽주스 칵테일 같은 것들이 실은 반응을 가장 많이 일으키는 음식이라는 걸 처음 알게 되었다. 눈이 번쩍 뜨였다. 그때부터 나는 플랜을 무한 신뢰했다. 망설일 것도 없이 필요한 재료를 구입하자마자 플랜을 시작했다.

플랜을 시작하고 3일이 안 되어 생리가 시작되었다. 4일과 5일째에는 내가 견과류와 메밀에 반응을 보인다는 걸 알았다. 그리고 7일이 채 못 되어 숨은 범인 1위가 겨자라는 걸 알게 되었다. 나는 겨자 없으면 못 사는 사람이었다. 고기에도 바르고, 샐러드에도 넣고, 샌드위치에도 듬뿍 넣었다. 그 매콤하고 작은 곡식이 내 건강을 해칠 줄 누가 상상이나 했을까? 하지만 돌이켜보면 모든 게 들어맞았다. 어릴 때 우리 식구들은 가까운 시내로 나가 튀김옷을 입힌 닭다리를 먹는 일이 많았는데, 나는 허니머스터드 드레싱을 듬뿍 발라 먹었다. 열한 살이었던 나는 돌아오는 차 안에서 언제나 메스꺼움과 두통을 느꼈다.

식단에 포함할 음식과 제거할 음식을 새롭게 알고 난 후, 몸무게가 줄기 시작했다. 불안감이 줄고 생활의 스트레스가 적어졌으며, 자동차 열쇠를 둔 장소와 같은 사소한 일들이 머릿속에 들어오기 시작했다. 40일 후에는 17kg이 빠졌고, 임신이 된 걸 알았다.

솔직히 말하면, 나에게 임신은 뱃속에 든 아기의 요구에 맞춰 살아야 하는 생존 게임이다. 그래서 임신 기간 동안 플랜을 지키지 못할 때에는, 아기가 견디지 못할 거라고 생각되는 음식은 언제나 피했다. 단순히 그 음식들이 나에게 매우 해롭다고 입증되었기 때문이다. 다시 플랜을 실천해서 임신 전 몸무게로 돌아가고 싶다. 무엇보다도 개운한 머리와 건강하고 활기찬 몸으로 우리 가족을 즐겁게 돌볼 날이 빨리 왔으면 좋겠다. 브리지트, 39세

공범자들

혹시 염증이 못된 짓을 혼자서 한다고 생각하는가? 그럴 법하기도 하지만 잘못 짚었다. 염증은 조수 한둘의 도움을 받아 죽어라 빠지지 않는 군살을 찌운다.

대사 작용의 광기

재키는 늘 날씬하고 건강했다. 170cm 키에 60kg인 그녀는 스키니진을 자주 입었다. 건강에 좋은 음식을 먹었고 일주일에 서너 번 달리기를 했다. 풀타임으로 일하며 어린 세 자녀를 키웠지만 여전히 10대의 활력을 지니고 있었다.

마흔 살까지는 그랬다.

거의 하룻밤 사이에 모든 게 변해버린 것 같았다. 처음으로 바지 위로 공포의 뱃살이 삐져나왔다. 처음엔 조금 삐져나왔지만, 다음부터는 조금이 아니었다. 그녀의 섹시미를 뽐내게 해주던 스키니진은 데님으로 만든 고문 기구로 변해갔다. 그래서 재키는 전에 항상 했던 방식으로 살을 빼려고 했다. 탄수화물을 줄이고 카페라테에 전지 우유 대신 무지방 우유를 넣었으며, 심장을 강화하기 위해 유산소 운동을 늘렸다. 하지만 소용이 없었다. 0.5kg도 줄지 않았다. 재키는 유행하는 다이어트를 한두 가지 시도해보았다. 철저하게 채식만 하거나 2주간 생식을 하기도 했지만, 결과는 배에 가득 찬 가스와 좌절감이 전부였다. 그녀는 다른 사람들처럼, 평생 믿어왔던 몸의 대사 능력이 어디로 사라졌는지 궁금해하며 모든 게 완전히 끝난 것 같은 절망감을 느꼈다.

여기서 문제는 대사 작용이 아니라 염증의 과정인 노화다. 그렇다. 노화도 일종의 염증 과정이다. 우리 몸이 음식을 섭취하고 배출하면서 열량을 연소하는 일을 멈춘다면, 호르몬, 소화기능, 인지기능, 면역기능 등을 포함해 인체의 다양한 기능이 느려지기 시작한다. 나이가 들면서 건강이 안 좋아지는 이유가 그 때문이다. 염증과 염증의 영향은 시간이 지나면서 쌓이고, 염증이 증가하면서 음식에 대한 몸의 반응이 변화한다.

25세가 되면 대부분의 사람에게 '염증으로 인한 속도 둔화'가 처음으로 발생한다. 100칼로리의 깍지콩이 이제는 몸에서 150칼로리처럼 처리되므로 살이 찌고 소화력이 떨어진다. 그래서 운동량을 늘리고 좀 더 건강에 좋은 음식을 먹기 시작한다. 그리고 그때는 그런 방식으로 몸무게를 조절할 수 있다. 20대에는 체중이 쉽게 빠진다. 하루에 쿠키 하나만 줄여도 살이 금방 빠진다.

그런데 35세에는 반응을 일으키는 음식을 먹었을 때 100칼로리라도 700칼로리처럼 작용한다. 이때 갑작스레 몸에 이상이 생기기 시작한다. 20대에는 가스가 차던 증상이 30대가 되면 만성변비나 만성소화장애, 과민대장증후군으로 바뀐다. 42세와 50세에는 정말로 큰 변화가 오는데, 반응을 일으키는 음식 100칼로리가 체내에서 3,500~7,000칼로리로 인식된다. 이렇게 소화에 문제가 생기면 대장암에 걸릴 위험이 있다. 그리고 알다시피, 반응을 일으키는 음식은 대개 절대 의심하지 않았던 음식이다. 그래서 그리스 요구르트를 작은 컵으로 하나 먹었는데 이상하게도 1kg이 찐다. 이 이상스런 '체중 증가'의 이유를 알아내는 일이 건강에 가장 중요하다.

내가 처음 플랜 프로그램을 개발할 당시 고객의 연령대는 35~45세 사이였다. 그들은 대체적으로 서너 가지 음식에 반응을 보였고, 고객의 연령이 45세 이후로 넘어가면서 반응을 일으키는 음식의 수가 많아졌다. 그 이유는, '건강음식'을 몇 년간 먹은 그들의 몸이 이미 만성 염증 상태가 되었기 때문이다. 젊은 시절 반응을 일으키는 음식을 자신도 모르게 계속 먹으면, 나이가 들어 더 많은 음식에 반응을 일으킬 가능성이 커진다. 예를 들어, 25세에 토마토소스와 글루텐이 많이 든 빵에 약간의 반응을 보인다고 하자. 하지만 그 사실을 모른 채 수년간 일주일에 세 번 피자로 저녁을 해결한다. 45세가 되면 몸 안에서 염증 상태가 지속되어, 가지와 생선, 고구마, 그리고 달걀도 느닷없이 반응을 일으킨다.

자신에게 반응을 일으키는 음식을 늦게 알아낼수록 낮은 수준의 만성 염증 상태가 더욱 심해져 조기 노화, 체중 증가, 질병이 유발된다. 나쁜 소식은, 염증이 연쇄반응을 일으켜 생리전증후군PMS이 호르몬 장애로 발전한다는 것이다. 잦은 두통이 만성 편두

통과 우울증이 된다. 연쇄반응이 점차 늘어날수록 몸무게도 함께 늘어난다.

　좋은 소식은 반응을 일으키는 음식을 제거해서 염증을 줄이거나 회복하면 질병과 체중 증가, 더 나아가 노화 과정까지도 근본적이고 빠르게 되돌릴 수 있다는 것이다.

호르몬 조절의 어머니

갑상선은 대사 작용을 비롯한 모든 세포기능을 자극하고 균형을 맞추기 때문에 호르몬 건강에 중요한 역할을 한다.

　내 고객 중 약 10%의 남성과 약 80%의 여성이 갑상선 기능에 문제가 있다. 그러나 80% 중 반 이상이 자신의 상태를 알아차리지 못한다. 병원에서 하는 일반적인 갑상선자극호르몬검사는 특정 수치만 보기 때문에 갑상선기능저하를 밝히지 못하는 경우가 많다. 그러나 수치만으로 인체를 다 알 수 없기 때문에 수천 명의 사람이 제대로 진단을 받지 못한다. 수치상으로 문제가 발견될 즈음이면 이미 약물이 필요한 상태이며, 수년간 증상을 느껴왔을 것이다. 검사 수치가 어떻든, 갑상선이 최적으로 기능하지 않을 때 언제나 체중이 증가하고 활력이 떨어지는 건 확실하다.

　에스트로겐이 증가할 때 갑상선 기능이 나빠지는 경우가 많다. 산후나 폐경전후증후군과 같이 호르몬이 극심하게 변하는 시기에 에스트로겐이 증가하는 걸 볼 수 있으며, 에스트로겐 수치가 높으면 체내의 자유갑상선호르몬 수치가 낮아진다. 호르몬을 조절하는 피임약(특히 월경주기를 제한하는 약들)과 호르몬대체요법, SSRI(세로토닌 재흡수억제제, 우울증 치료제로 쓰인다 – 옮긴이)는 일상에서 노출되는 제노에스트로겐(에스트로겐 유사 물질, 대표적인 환경호르몬 – 옮긴이)의 맹공격과 함께 확실히 갑상선 기능을 저하시키는 주된 요인이다. 제노에스트로겐은 살충제와 플라스틱 병에서 샴푸와 화장품까지 어디든 들어 있다. 기초화장품에 든 라벤더와 티트리 오일은 모두 강력한 식물에스트로겐이다. 이 문제가 심각하기 때문에 많은 내분비 의사들은 이러한 재료들을 철저히 멀리하라고 조언한다.

식물에스트로겐을 다량 함유한 콩도 주의해야 한다. 식품 회사들은 콩으로 단백질을 값싸게 강화할 수 있기 때문에 생각할 수 있는 모든 식품에 콩을 첨가한다. 소비자들은 슈퍼푸드로 선전되는 콩을 너도나도 구입한다. 하지만 콩을 과다하게 섭취하면 호르몬 균형에 큰 영향을 준다. 콩 이유식을 먹은 여아들이 두 살에 유두가 발달했다는 연구가 있을 정도로 사태가 심각하다. 이는 무언가 잘못되고 있다는 뜻 아닌가?

이미 알다시피, 만성 염증은 모든 질병의 근원이다. 어머니가 갑상선기능장애가 있거나 조기 폐경을 경험했다면, 딸도 염증으로 인한 갑상선 문제가 시작될 가능성이 아주 크다. 혹은 16세에 피임을 시작했거나, 25세에 우울증 치료제를 먹기 시작했거나,

혹은 완전 채식을 하며 콩 제품을 엄청나게 많이 먹었다면, 의심해보아야 한다. 자신도 모르게 계속 반응을 일으키는 음식을 먹으면 결국 염증 반응을 유도해 잠재한 갑상선 문제가 발생한다. 갑상선은 아주 많은 대사기능을 담당하므로, 이런 경우 몸은 롤러코스터를 타듯 빠른 속도로 내리막길로 치닫기 시작한다.

감사하게도, 갑상선에 문제가 있는지 여부는 쉽게 알아낼 수 있다(이 내용은 2부에 소개한다). 그리고 갑상선 기능을 빨리 회복할 수 있는 방법은 많다. 갑상선기능저하증이 완전히 진행되기 전에 증상을 발견해 일찌감치 치료해야 한다.

많은 사람이 갑상선기능 장애를 두려워하지만, 사실은 알기만 하면 큰 문제가 아니다. 머리카락에 곱슬기가 얼마나 있는지 걱정하는 수준에 불과하다. 단지 몸의 특성일 뿐이다. 앞으로 몸의 특성을 잘 다룰 수 있는 방법을 전체론적인 관점에서 보여줄 것이다.

은밀한 파괴자 나트륨

나트륨은 인체가 매일 기능하기 위해 필요하지만, 너무 많으면 염증 반응을 크게 악화시킨다. 다이너마이트 퓨즈에 성냥을 붙이는 것과 같다고 생각하라. 체내에 나트륨이 너무 많으면 미약하게 반응을 일으켰던 음식이 심하게 반응을 일으키게 된다.

나트륨은 냉동식품이나 가공육 같은 식품뿐 아니라 아침에 먹는 시리얼에서 샐러드드레싱까지 어느 음식에나 숨어 있다. 식당 음식은 나트륨이 많기로 악명이 높다. 하루 저녁 외식을 하면 자신도 모르게 3일치 권장량을 섭취할 수도 있다. 웰빙 음식처럼 보이는 데친 닭가슴살은 나트륨과 MSG로 범벅을 한 닭육수로 데쳤을 가능성이 크다.

2012년, 미국질병센터는 미국인의 식단에서 나트륨 함량이 가장 높은 식품의 순위를 발표했다. 1위를 차지한 식품은, 당연하다고 여겼던 베이컨이나 소금기 많은 간식 종류가 아니라 빵이었다. 그다음으로 편육, 절인 고기 순이었고, 피자, 가금류, 수프, 샌드위치, 치즈, 파스타 요리, 고기 요리, 소금기 많은 간식 종류가 뒤를 이었다. 이러한 음식이 미국인의 주식이라는 점을 고려하면, 미국심장협회의 나트륨 권장량 1,500mg 이상을 섭취하는 사람이 부지기수라는 현실이 놀라울 것도 없다.

플랜을 시작하면 나트륨이 과도한 식단에서 쉽게 벗어나게 된다. 분명히 약속한다. 첫 3일 해독 기간에 미각이 바뀌어 다양한 음식이 지닌 놀라운 풍미를 새롭게 발견하게 될 것이다. 게다가 나트륨 섭취를 줄이면 당분이 덜 당긴다는 연구결과가 있다. 당분 섭취가 잘못이라는 뜻이 아니다. 단지 당분에 휘둘리지 않기를 바랄 뿐이다.

수분 부족

물에 관해서라면 나는 잔소리 심한 엄마처럼 굴 것이다. 체중을 줄이려면, 자신의 몸무게에 2.2를 곱한 숫자에 2를 나누고 30ml를 곱한 양을 마시면 된다. 하루 수분 섭취량보다 한 잔만 덜 마셔도 그 결과가 체중계의 눈금에 나타난다. 몸에 필요한 수분에서 약 470ml가 모자랄 때마다, 227g의 체중이 빠지지 않는다. 내 두 눈으로 거듭 확인한 결과다. 어차피 227g이 찔 거라면 적어도 수분 부족이 아니라 몹쓸 디저트 때문에 찌도록 하자.

물은 인체의 모든 대사와 세포기능에 필요하다. 물을 충분히 마시지 않으면 몸은 생존하기 위해 먹는 음식에서 수분을 빼내 세포에 저장한다. 이때 에너지가 소모되며, 그 에너지는 몸에만 존재한다. 물을 충분히 마시지 않으면 기본적으로 몸에게 이렇게 말하는 셈이다. "내 심장, 간, 폐를 복구하지 마. 대신 먹은 음식 모두에서 수분을 빼내 조직에 저장하는 데 너의 에너지를 써줘." 수분을 충분히 섭취하면, 몸이 저장된 여분의 수분을 배출할 수 있어 체중계의 눈금이 내려간다. 항상 피곤함을 느끼는가? 수분 섭취량을 늘려 몸의 추가 '업무'를 덜어라. 그리고 에너지 저장고를 비우자마자 활력이 얼마나 더 생기는지 보라.

물을 충분히 마시지 않으면 염증 반응 또한 증가한다. 예전에 고객 한 명이 마히마히로MahiMahi(생선의 한 종류) 테스트를 했는데, 미약한 반응을 보이며 90g의 체중이 늘었다(플랜에서 하루 90g

이하의 체중 감소는 반응의 신호다). 생선을 좋아하는 그 고객은 다음 주에 또 한 번 테스트를 했다. 물 넉 잔을 덜 마신 걸 제외하고는 전 주와 똑같이 실시했다. 그 결과 1.4kg이 늘고, 미약했던 반응이 심한 반응으로 바뀌었다. 물 넉 잔 때문에 말이다. 물론 저칼로리 건강식에 극심한 반응을 보일 때는 언제나 갑작스레 건강에 이상이 온다. 그래서 가여운 이 여인은 3일 동안 변비로 고생했다.

물 섭취를 늘리면 극적인 결과를 얻을 수 있다. 61세인 에스텔은 74kg에서 9kg을 감량하고 싶어 나를 찾아왔다. 그때 그녀가 하루에 마시는 물의 양은 두 잔이 고작이었다. 나는 일주일 후에 플랜을 시작하고, 그동안 하루에 마시는 물의 양을 2.4ℓ로 늘리라고만 말했다. 7일 후에, 식단을 그대로 유지했음에도 체중이 71kg으로 줄었다. 물을 충분히 마신 것만으로 3kg이 빠진 것이다. 이제 물이 좀 마시고 싶은가?

위에서 언급한 잘못들 때문에 정말 많은 사람이 좌절하고 짜증과 화를 내는 게 놀랄 일이 아니다. 이제 모든 걸 바꿀 때가 되었다. 드디어 의문을 풀고, 체중과 건강에 대한 통제력을 회복할 시간이다. 진짜 정보, 진짜 결과와 함께 말이다.

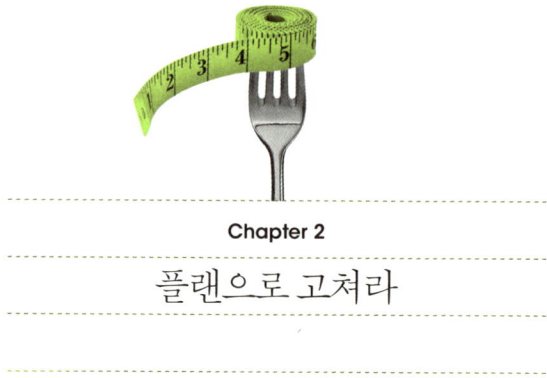

Chapter 2
플랜으로 고쳐라

플랜은 다이어트가 아니다. 사고방식을 완전히 바꾸는 일이다. 20일간 플랜을 경험하고 나면 다이어트와 체중, 음식에 대한 관점이 송두리째 바뀔 것이다.

나는 연구보고서와 논문들을 많이 읽지만, 직접 실험해보지 않는 한 그 어느 것도 진실이라고 믿지 않는다. 이른바 '건강에 좋은 음식'이 설명할 수 없는 체중 증가와 건강 문제의 숨은 원인이라는 걸 증명하기 위해 이 일을 시작한 건 아니다. 달걀과 귀리 같은 음식이 반응을 일으키지 않기를 바랐다. 나는 달걀과 귀리를 좋아하니까. 하지만 꾸준히 관찰하고 발견한 것을 기록하다 보니, 반복되는 결과를 통해 결국 연결고리를 찾을 수 있었다.

플랜의 씨앗은 내가 10대일 때 싹트기 시작했다. 거의 매일 편두통을 앓던 나는 열네 살 때 스스로 이 문제를 해결하기로 마음먹었다. 채식과 요가를 시작한 후, 기운 없고 약간 우울기가 있던 나는 활력 넘치는 10대 소녀로 변해갔다.

그 이후로 동종요법, 동양의학, 약초학과 더불어 영양학 공부에 몰두했다. 그리고 고향인 뉴욕시를 떠나 샌프란시스코로 이주해 영양사로 일하기 시작했다. 나는 식이요법과 약초를 도구 삼아 침투성 효모, 호르몬, 면역력을 강화하는 일을 전문으로 했다. 서부 해안 지역은 다양한 종류의 건강음식과 식이요법을 쉽게 접할 수 있는 곳이었기 때문에 모든 방법을 시도해보았다. 한 가지를 시도할 때마다, '올바르게' 먹는 방법을 찾았다고 생각했다. 하지만 이 식이요법 이론들이 누군가에게는 효과가 있는 '옳은' 방식이지만, '모든' 사람에게 옳은 방식은 없다는 사실을 서서히 깨닫기 시작했다.

샌프란시스코에 살면서 제철음식과 지역 음식, 너무나 맛있는 빵, 훌륭한 포도주에 눈을 떴다. 음식의 색과 풍미, 향기는 정말이지 감동 그 자체였다. 그래서 뉴욕으로 다시 돌아갔을 때 뉴욕에서 가장 인기 있는 식당 두 곳에서 매니저와 소믈리에로 일하며 음식에 대한 열정을 좇았다. 멋진 음식과 포도주에 둘러싸인 나는, 음식을 즐기면서도 건강할 수 있다는 나의 예감을 확인할 수 있었다.

몇 년 후에 나는 새로운 길을 탐사하기 위해 외식업계를 떠났다. 시내에 작은 요가원을 열어 산전, 산후 여성들을 지도했고, 나중에는 재활물리치료 센터를 운영했다. 물론 나는 언제나 통증으로 온 사람들에게 영양적인 조언을 했다. 그러다 영양 상담을 요청하는 사람들이 너무 많아져 결국 작은 규모의 영양 치료 센터를 열게 되었다. 센터가 성장하면서 지역사회에 기여하고 싶다는 강한 욕구를 느꼈다. 그래서 할렘 지역에 통합 건강센터를 열어 매주 수백 명의 사람을 치료했다.

할렘의 다양한 사람들을 열정적으로 치료하면서, 체중 감량을 위해 흔히들 말하는 건강에 좋다는 음식을 권했을 때 실제로 고객의 체중이 줄기는커녕 증가한다는 사실을 깨닫기 시작했다. 하루에 섭취하는 총열량이 변하지 않는데, 건강에 좋은 음식을 200칼로리 먹었다고 1~2kg이 찔 이유가 없었다. 그래서 나는 연구를 시작했다.

매일 고객들과 대화하며 그들의 체중과 건강 상태를 추적 관찰했다. 고객들의 체중이 0.5~1kg 이상 늘고 건강이나 정서에도 이상이 생기는 현상이 거듭 관찰되었다. 경미한 아픔이나 통증부터 울적함, 편두통까지 증상은 사람마다 다양했지만, 체중 증가와 이러한 반응들은 뚜렷한 연관성이 있었다. 반응이 있을 때 나는 원인을 알아내기 위해 고객에게 질문을 했다. 더부룩함이나 우울감, 두통이 언제 시작되었나? 반응을 일으킬 만한 음식으로 무엇을 먹었나?

고객마다 반응을 일으키는 음식이 제각기 다르다는 건 알았지만, 무시하기 힘든 공통점이 있었다. 고객의 85%는 연어나 검은콩을 먹었을 때 체중이 늘었다. 우연이라고 하기엔 너무나 높은 비율이었다. 나는 체중을 늘리는 음식이 있다는 가설을 세우고 목록을 작성하기 시작했고, 일관된 정보를 얻었다.

염증에 관한 연구 자료를 모두 독파한 결과, 염증은 즉각적으로 발생한다는 점을 알게 되었다(생각해보라. 살을 베었을 때 그 부위가 곧바로 붉어지며 염증을 일으킨다. 이것이 염증의 치유 작용이다). 나는 염증이 모든 병의 기초이며, 체중 증가와 연관이 있다는 걸 깨달았다. 플랜 식단에서는 매일 섭취하는 열량이 꽤 일관되게 유지된다. 따라서 어느 날 토마토소스를 먹은 고객이 거의 즉시 관절염이 생기고 하루 밤 사이에 1kg이 는다면, 염증 반응을 일으키는 것이 토마토소스임은 확실하다. 염증과 체중 증가의 연관성을 밝히는 정보와 연구결과는 수두룩하다. 하지만 이 많은 정보들을 종합해 반응의 방아쇠 역할을 하는 것이 음식이라는 사실을 밝힌 사람은 아무도 없었다.

나는 의학계나 영양학계에서 아무도 이 문제를 진정으로 고심하지 않은 이유를 알 수 없었다. 그래서 직접 연구와 실험을 하기 시작했다. 나는 매일 꾸준히, 때로는 몇 시간씩 고객과 상담하며, 새로 먹은 음식과 그에 따른 건강과 체중의 변화를 면밀하게 추적 관찰했다. 일관된 반응 유형과 반응을 일으키는 음식을 알아내기 위해 고객의 말을 하나도 빠짐없이 귀담아 들었다. 곧 나는 이 주제를 연구하는 사람이 많지 않은 이유를 알았다. 솔직히 말해, 실험 방식을 개발하기 위해서는 할 일이 너무나 많았다. 하지만 연구와 조사를 모두 끝내고 결과를 확인한 후 나는 내가 원하던 답을 찾았다는 걸 알았다.

플랜이 기본 형태를 갖출 때까지 아마 300명이 넘는 고객과 작업을 했을 것이다. 지금은 우리 센터에서 근무하는 자연요법 의사들, 영양사들과 함께 매년 2천 명 이상의 고객을 만난다. 나는 국가나 지역, 환경을 불문하고 이 항염 치유가 사람들의 인생을 바꾼다는 걸 거듭 목격했다.

안티 다이어트

또다시 무엇을 먹으라는 다이어트 프로그램을 찾는다면 아마 실망하게 될 것이다. "반응을 일으키는 음식들이 있어요. 그 음식을 먹지 않으면 살이 빠질 겁니다."라는 나의 말처럼 쉬우면 얼마나 좋을까. 물론, 살을 뺄 수 있지만 이로 인해 재미없게 살아야 한다면 아마 6개월 이내에 다른 다이어트를 찾게 될 것이다.

사실 플랜은 안티 다이어트다. 나는 당신에게 살을 뺀 다른 고객들이나 내가 먹는 음식을 권하지 않는다. 당신의 몸에 맞는 음식을 먹으라고 권한다. 일반적인 다이어트가 효과가 없는 주된 이유는 맞춤식이 아니기 때문이다. 그런 다이어트는 의사나 다이어트 전문가들이 찾은 평균치에 불과하다. 예를 하나 들어보자. 모두들 닭고기로 살을 뺀다. 모두들 쌀을 먹고 살을 뺀다. 그래서 닭고기와 쌀이 '좋은 음식' 목록에 오른다. 하지만 닭고기와 쌀을 함께 먹었을 때, 우리 고객의 80%가 염증 반응을 일으킨다. 내가 다이어트 전문가라면, 단순히 "닭고기와 쌀을 함께 먹지 마세요."라고 말할 것이다. 하지만 당신이 80% 안에 들지 20% 안에 들지 내가 어떻게 알겠는가? 닭고기와 쌀을 함께 먹어도 괜찮다면 먹지 말아야 할 이유가 있을까?

우리 고객의 80%가 반응을 일으켰다는 이유로 당신도 반응을 일으키라는 법은 없지 않은가? 나는 사람들이 20%에 속한다고 밝혀질 때 기분이 좋다. 게다가 일단 체내의 염증이 회복되면, 반응을 일으킬 수 있는 음식을 적당히 즐길 수 있다. 염증의 경로가 줄었기 때문이다.

다이어트가 성공하지 못하는 또 하나의 큰 이유는 이래라 저래라 하는 걸 좋아하는 사람은 아무도 없기 때문이다. 만일 내가 당신에게 살이 찌니까 이제부터는 피자를 먹지 말라고 말한다면 아마 내가 싫어질 것이다. 잠시 동안 피자를 안 먹을 수도 있지만, 다시 먹고 싶어져 식탐, 체중 증가, 죄책감, 박탈감으로 이어지는 병약함의 롤러코스터에 다시 올라타게 될 것이다. 하지만 나에게 피자를 테스트하는 방법을 배운다면, 이 음식이 자신에게 어떠한 반응을 일으키는지 직접 확인할 수 있다.

　설사 반응이 일어나더라도 좋아하는 음식을 포기할 필요는 없다. 언제나 빠져나갈 구멍은 있다. 관절염 통증에 시달리는 46세의 디나라는 고객이 있었다. 플랜 8일째 관절염이 뚜렷이 차도를 보였고 하루에 2,200칼로리를 마음껏 먹으며 2.7kg을 줄였다. 그때 그녀가 털어놓았다. "린, 나는 피자를 너무너무 좋아해요. 계속 살을 빼려면 피자를 끊어야 한다는 말은 제발 하지 말아주세요." 나는 그녀의 말에 전적으로 동감해서, 피자의 재료를 몸에 테스트해보자고 말했다. 먼저 피자의 빵을 테스트했다. 체중이 227g 빠졌다. 치즈를 테스트하니 227g이 또 빠졌다. 나는 토마토소스가 탈이라는 걸 알기 때문에 토마토소스를 테스트하기를 기다렸다. 아니나 다를까, 토마토소스를 테스트하자 900g이 늘고 48시간 동안 관절염 통증이 재발했다. 앞으로 피자를 영원히 못 먹을 거라고 생각한 디나는 망연자실했다. 나는 대신 흰 피자를 먹으면 어떠냐고 말했다. 그녀는 믿을 수 없을 만큼 흥분했다. 현재 디나는 목표 체중을 유지하며, 통증이 없고, 흰 피자를 즐긴다.

　플랜에서는 각자의 취향과 신체 반응에 따라 테스트하는 음식을 정한다. 어떤 고객이 이렇게 말했다. "나는 플랜이 정말 좋아요. '나'에게 맞출 수 있으니까요!"

문제는 열량이 아니라 몸의 화학적 특성이다

체중 감량은 먹는 양의 문제가 아니다.
체중 감량은 열량의 문제가 아니다.
체중 감량은 몸의 화학적 특성의 문제다.

나를 찾아온 사람들은 대부분 하루 섭취할 열량이나 탄수화물, 지방의 양과 같은 다이어트에 관한 일반적인 질문을 한다. 하지만 나는 플랜을 시작해서 테스트해보기 전에는 아무것도 알 수 없다고 답한다. 결론적으로 각자의 몸에서 깨끗하게 연소되는 (즉, 반응을 일으키지 않는) 음식을 먹는 한, 체중을 줄이는 데 열량은 문제가 되지 않는다. 반응을 일으키는 열량은 살을 찌우지만, 내가 깨끗한 열량이라고 부르는 것은 살을 찌우지 않는다.

우리는 대부분의 사람이 섭취해야 하는 열량을 정확히 모른다. 하지만 아마 현재의 섭취량보다는 많을 것이다. 사람들은 먹는 양을 계속 줄여, 몸에 연료를 적절히 공급할 만큼 충분한 열량을 얻지 못한다. 신장과 체중에 근거한 표준 측정법에 의하면, 나는 하루 1,100칼로리를 섭취해야 한다. 하지만 하루에 2,000칼로리 이상 섭취한다. 내가 체중을 유지하고 건강하며 활력이 넘치는 이유는 내 몸에 맞는 음식을 먹기 때문이다. 하지만 달걀(내가 반응을 심하게 일으키는 식품 중 하나다)은 하나만 먹어도 알레르기가 나타나고, 임신 6개월 된 사람처럼 보이며, 체중이 는다. 달걀 한 개로 70칼로리를 섭취했을 뿐인데 왜 이런 일이 일어나는 걸까. 나는 전에 달걀을 좋아했다. 35세까지는 몸에 아주 잘 맞았다. 하지만 이제는 아니다. 달걀을 끊는 건 쉬운 일이었다. 놀랍게도, 살을 찌우고 몸 상태를 나쁘게 만드는 음식을 알자마자 입맛이 변했기 때문이다.

53세인 빌리는 생일 한 달 전에 플랜을 마쳤다. 빌리가 컵케이크를 좋아하는 건 모르는 사람이 없어서 돌아올 생일 파티가 걱정이었다. 모두가 컵케이크를 들고 나타날 게 뻔하기 때문이었다. 나는 그녀에게 걱정 말고 먹으라고 말했다. 우리는 인생을 즐겨야 한다. 다음 날 아침, 빌리가 이메일을 보내왔다. 커다란 컵케이크 네다섯 개를 해치운 그녀는 체중계에 올라가기가 두려웠다고 했다. 나는 엄마처럼 잔소리를 해댔다. 곧 알게 되겠지만, 체중계는 우리의 적이 아니다. 빌리가 0.5kg도 찌지 않았다면 믿겠는가? 다시 말하지만, 문제는 열량이 아니라 화학작용이다. 그녀의 몸은 컵케이크에 끄떡없었다. 컵케이크를 먹을 무렵 매일 플랜을 실천했기 때문이다. 컵케이크의 어떤 성분도 반응을 일으키지 않았다. 플랜의 방식대로 먹으면 소화기가 튼튼해진다. 그래서 하루쯤 플랜을 지키지 않아도 괜찮다. 몸이 음식을 처리할 때 최소한의 반응을 보이기 때문이다. 그러고 나서 바로 플랜으로 되돌아오면 된다.

나의 역할은 당신이 자기 몸의 화학적 특성을 이해해 자신에게 '맞는' 음식과 '반응을 일으키는' 음식을 확실히 알 수 있도록 돕는 일이다. 나는 좋아하는 음식을 먹을 수 없다는 사고방식을 바꾸고 싶다. 먹고 싶은 음식을 먹으며 체중을 줄일 수 있다. 그 음식이 몸에 맞고, 스스로 적절한 균형을 찾는다면 말이다. 고객들이 열량이 아무 의미가 없다고 말하게 되는 날은 자신만의 플랜을 짤 수 있게 되는 날이다(당신도 곧 그렇게 될 것이다).

많은 사람들이 음식에 신경을 쓰게 되면서 좋아하는 음식을 하나둘 끊고 다시 먹을 생각은 꿈에도 하지 않는다. 흥미롭게도, 고객 중에 꽤 많은 수의 이탈리아인들이 올리브유가 얼마나 맛있는지 잊어버렸다고 말했다. 하지만 음식을 즐기는 일이야말로 '칼로리가 아니라 화학작용이다' 방정식의 핵심 요소다. 빌리가 생일에 컵케이크 네다섯 개를 먹고도 0.5kg도 찌지 않은 데는 이유가 있다. 친구, 가족들과 외식을 하며 웃고 즐길 때는, 집에 앉아 우울한 기분으로 열량을 걱정하며 먹을 때와는 음식이 다르게 처리된다. 즐겁게 먹으면 위장도 즐겁다. 나는 플랜을 하며 이 즐거움의 요인이 작용하는 것을 수없이 봐왔다. 맛있게 먹고 즐겁게 사는 것은 인체의 화학작용을 좋게 바꾸는 최고의 방법이다.

체중은 데이터일 뿐이다

당신이 가장 증오하는 체중계는 사실 가장 친한 친구다. 체중계는 몸이 음식에 반응하는 방식을 알려주는 중요한 도구다. 체중계의 숫자를 해독하는 방법만 배우면 된다.

체중은 데이터일 뿐이다. 체중은 어떠한 마법도 부리지 않는다. 지금은 오르락내리락하는 체중이 풀기 어려운 수수께끼처럼 느껴질 것이다. 하지만 체중계의 숫자가 매일 올라가고 내려가는 데는 이유가 있다. 그 이유를 알면 자신의 몸을 통제할 수 있다.

0.5kg 느는 것은 몸 때문이 아니다. 따라서 그렇게 말해서는 안 된다. 단지 몸에 맞지 않는 하나 이상의 음식에 몸이 반응한 것일 뿐이다. 그게 전부다. 앞으로 20일간 대조 과학실험을 한다고 생각하라. 당신은 데이터를 객관적으로 수집하고, 남은 생애 동안 무슨 음식을 어떻게 먹을지 알게 될 것이다. 이 일이 힘들다는 건 안다. 살이 찌면 정말이지 기분이 엉망이 되니까 말이다. 하지만 당신이 체중계의 숫자에 연연하지 않도록 내가 도울 것이다. 과거에는 체중계에 올라 0.5kg이 는 걸 보면 풀이 죽었을 것이다. 하루 내내 기분이 언짢았을지도 모른다. 하지만 플랜에서는 그저 데이터일 뿐이다. 마치 과학자처럼 데이터를 객관적으로 바라봐야 한다.

예를 들어, 어제 모차렐라 치즈를 먹고 오늘 250g이 늘었다고 하자. 화가 날 수 있다. 체중계의 숫자가 올랐거나 그대로면 기분이 좋지 않다. 하지만 그 숫자는 모차렐라 치즈가 몸에 어떻게 작용했는지 알려주는 귀중한 정보다. 앞으로 모차렐라 치즈를 먹을 수 없다는 뜻일까? 물론 아니다. 앞서 말했듯이, 나는 당신이 좋아하는 음식을 포기하는 걸 원치 않는다. 물론, 모차렐라를 먹지 않기로 작정할 수도 있다. 혹은 살이 찌지 않는 다른 치즈를 열 가지 찾거나, 250g이 빠진 날 모차렐라를 먹을 수도 있다. 플랜을 통해 앞으로 이런 결정을 하는 방법을 배우는 것이다.

음식을 테스트했는데 반응을 일으키지 않고 몸에 맞는다면, 더 바랄 것이 없다. 반응을 일으키는 음식으로 나온다면, 생활 속에서 어떻게 적용할지 몇 가지 방식을 배우게 될 것이다. 지금부터는 모차렐라 치즈, 피자, 컵케이크, 달걀, 어떤 음식이든 당신 하기에 달렸다.

플랜의 방식

우리가 체중 감량을 어떻게 약속하는지 궁금할 것이다. 간단하다. 우리는 반응을 가장 일으키지 않는 음식부터 체계적으로 하나씩 테스트한다. 테스트 기간의 약 30% 동안에는 반응이 일어나고, 나머지 70% 기간에는 몸에 맞는 음식의 목록이 추가되므로 놀라운 일들을 경험하게 될 것이다. 몸에 맞는 음식을 40~50가지 찾으면 목표 체중에 도달할 것이다. 반응을 일으키는 음식을 식단에서 제거하고 몸에 맞는 음식으로 맛있는 식사를 만들면 믿을 수 없을 정도로 빠르게 체중이 감소한다.

첫 3일은 플랜의 1단계다. 몸의 기초 바탕을 마련하기 위해 반응을 거의 일으키지 않는 음식으로 쉽게 해독을 하는 시간이다. 여전히 하루에 세 끼와 한 번의 간식을 먹으며, 여자는 1,600~1,800칼로리, 남자는 2,000~2,400칼로리를 섭취하므로 전혀 허기를 느끼지 않는다.

4일째, 플랜의 2단계가 시작된다. 자신에게 맞는 음식을 찾기 위해 반응을 가장 적게 일으키는 음식에서 가장 많이 일으키는 음식 순으로 테스트를 시작한다. 대략 이틀에 한 번은 새로운 음식이 추가된다. 좋아하는 식당의 음식이나 요리를 선택하라. 테스트할 음식에 대한 일반적인 지침을 안내받고, 가장 문제가 되는 음식(과 음료)을 테스트하게 될 것이다. 스테이크를 좋아한다면 그것을 테스트할 것이다. 치즈를 좋아하는가? 무조건 테스트한다. 팬케이크? 물론 한다. 스카치? 문제없다. 평소에 먹는 어떤 음식이라도 테스트할 수 있다. 이미 말했듯이, 나의 플랜이 아니라 당신의 플랜이다. 당신에게 맞는 음식을 먹도록 우리가 도울 것이다.

그러는 동안 당신은 몸의 신호를 해독하는 방법을 배우게 된다. 몸이 보내는 신호로 필요한 모든 걸 알 수 있기 때문이다. 당신은 체중이 늘거나 줄거나 그대로인 이유를 알게 될 것이다. 또한 몸에 나타나는 단서를 통해 음식이 몸에 맞는지 반응을 일으킬지 구별하는 방법도 알게 될 것이며, 몸에 반응이 일어날 때 빨리 회복하는 방법도 정확히 알게 될 것이다.

플랜의 3단계는 마지막 단계로서, 혼자 테스트할 수 있는 방법을 배울 것이다. 매일 균형 잡힌 식단을 짜는 기초 방식을 배우기 때문에 새로운 음식이나 식당 메뉴를 계속 테스트해 정확한 결과를 얻을 수 있다.

플랜을 마칠 때쯤이면 내 몸에 맞거나 맞지 않는 음식을 정확히 알 수 있다. 그리고 최종적으로 체중 증가와 건강 문제의 원인인 염증 반응을 일으키는 음식들을 알아내 제거할 수 있다. 당신은 이제 체중을 확실히 줄이고 싶을 때마다 즐거이 선택할 수 있는 착한 음식의 저장고를 마련할 것이다. 또한 자신만의 맞춤식 식단을 만들어 남은 생애 동안 날씬함과 건강, 활력을 유지할 수 있을 것이다.

Part 2
플랜으로
체중과 건강
두 마리 토끼를
잡아라

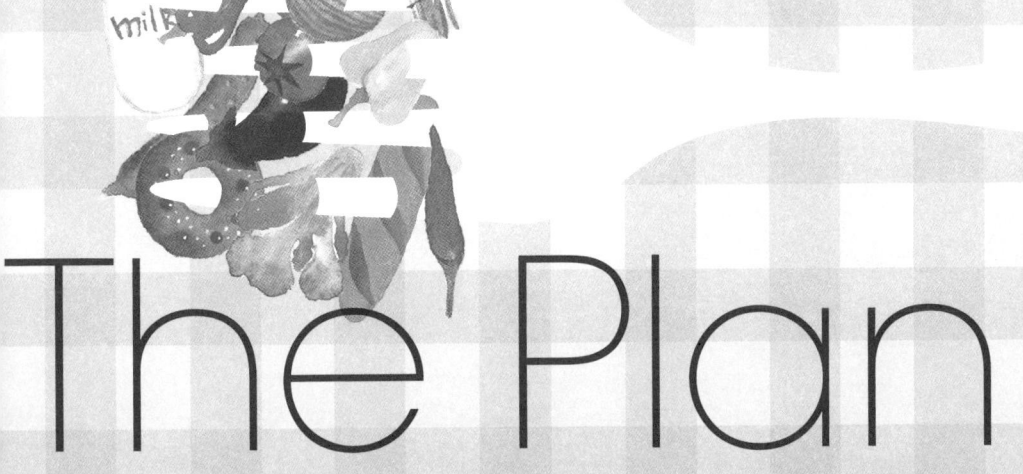

The Plan

The Plan

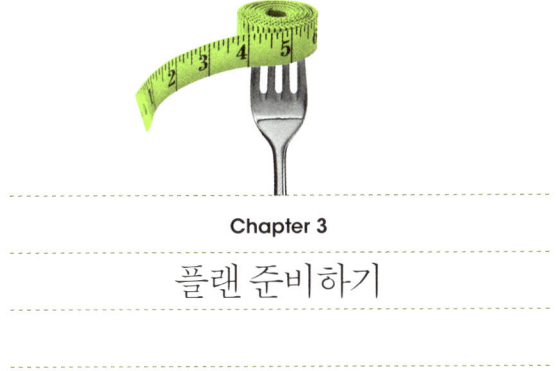

Chapter 3
플랜 준비하기

함께 플랜을 하게 되어 반갑다.

앞으로 20일 후에 당신은 체중을 줄이는 건 물론이거니와 건강한 식사를 하고, 상쾌한 기분을 느끼며, 활력이 넘치는 신체를 갖는다는 목표에 성큼 다가설 것이다. 시작하기 전에, 최대의 성과를 내기 위해 미리 알아야 할 내용과 준비물을 간략히 알아보자.

플랜 준비물

플랜을 시작하는 데 많은 것이 필요하지는 않다. 특별한 음식이나 셰이크, 계량 저울 등을 살 필요가 없다. 우리의 목표는 먹는 즐거움을 극대화하는 것이지, 찬장과 몸을 가짜 음식으로 채우거나, 측정하고 숫자를 따지며 부담을 주는 것이 아니다.

다음은 기본적인 준비물이다.

- **전자 체중계** 이제부터는 체중계가 당신의 가장 친한 친구라는 걸 기억하라. g단위까지 나오는 전자 체중계를 구하라.
- **기초 체온계** 체온계는 갑상선 기능을 확인하는 데 중요한 도구다. 전자 체온계는 동네 약국에서 쉽게 구할 수 있다. 배란기를 측정할 때 체온계를 사용하므로, 대부분의 경우 가족계획 용품 진열대에서 찾을 수 있다.
- **기본적인 요리 도구** 앞으로 집에서 손쉬운 요리를 하게 될 테니 언제라도 요리를 시작할 수 있도록 주방을 갖춰놓아라. 겁낼 필요는 없다. 평평하고 커다란 냄비나 철제 압력솥, 구이용 팬이나 커다란 베이킹 접시, 그리고 기본 도구면 충분하다.
- **공책이나 일지** 20일 동안 몸 상태, 몸의 반응 등을 기록하는 플랜 일지를 만들어라. 얻은 데이터를 계속 기록하는 일은 중요하다. 새로운 생활방식을 설계할 수 있기 때문이다.

> 살을 빼려고 20년을 노력한 끝에, 플랜으로 10kg 넘게 감량했다. 체중 감량 프로그램이라면 이것저것 다 해보았지만, 2~3kg 정도 빠지다 거기서 멈추곤 했다. 모두들 의아해하며 "다이어트를

하긴 하는 거야?"라며 늘 같은 질문을 했다. 억울한 마음에 눈물만 흘렸다.

　잡지에서 플랜에 관한 기사를 발견한 건 큰 행운이었다. 바로 전화를 했고, 한 달 후에 플랜을 시작했다. 예전에는 연어나 깍지콩과 같은 다이어트 음식으로 식단을 채우며 그게 옳다고 여겼다. 하지만 이젠 다른 많은 음식들과 더불어 그런 음식이 내게 반응을 일으킨다는 걸 안다. 평소에 먹는 음식들 중에서도 내게 맞는 음식이 얼마든지 있다는 중요한 사실을 깨달았다. 이제는 다이어트를 하지 않는다. 나와 상관없는 단어다. 이제야 사는 것처럼 산다. 플랜에 따라 생활하고, 플랜이 정말 좋다. 혈액순환이 아주 좋아졌고, 이렇게까지 혈압 수치가 낮은 적은 처음인데다 건선도 없어졌다. 성인이 되고부터 나를 괴롭히던 과민대장증후군마저 사라졌다. 플랜은 진정으로 내 삶을 바꾸었다. 줄리, 53세

영양제

먼저 확실히 해둘 게 있다. 나는 영양제에 크게 의존하지 않는다. 사람들은 온갖 비타민, 무기질, 효소 등을 사들이고 햇볕을 더 쬐기도 한다. 솔직히 좀 우스꽝스럽다. 음식을 잘 섭취하면 그런 것들이 필요 없다. 분명히 말하지만, 플랜을 하면 필요한 영양소를 모두 얻게 될 것이다.

물론 염증 없는 최적의 몸 상태를 만드는 플랜의 초기 단계에서는 영양제를 한두 가지 사용한다(혹은 필요에 따라 적은 양을 계속 사용한다). 나는 어떤 종류든 영양제를 장기간 복용하는 걸 좋아하지 않는다. 목표는, 언제든 필요할 때 영양제로 도움을 받은 후에 영양제를 끊어 몸이 스스로 조절할 수 있게 하는 것이다. 우리는 언제나 효과가 끝내준다는 영양제 얘기를 듣는다. 그러나 몇 년 후에는 효과가 없다거나, 오히려 몸에 해롭다는 소식이 들려온다. 예를 들어 2011년 미국의학협회저널JAMA은, 한때 중요한 항산화제로 각광 받았던 비타민 E가 남성의 전립선암 위험을 17% 높인다고 밝혔다. 같은 해 〈내과 기록Archives of Internal Medicine〉에 발표된 다른 연구는, 종합비타민이 우리가 아는 바대로 건강을 향상시키기보다는, 여성의 사망률을 높인다고 밝혔다. 게다가 많은 사람들은 영양 강화식품을 이것저것 먹는 통에 비타민 B3와 B6 같은 비타민의 안전 허용치를 초과할 위험이 크다.

대개는, 어떠한 종류든 영양제나 비타민을 주기적으로 중단해 몸이 스스로 조절하도록 하는 게 좋다. 나는 개인적으로 내 몸의 필요에 따라 다양한 영양제나 허브 요법을 사용하기도 하고 중단하기도 한다. 몸이 좀 안 좋은 날에는 하루만 아연을 먹는다. 코 안에 문제가 생기면 MSM(천연유기유황)을 잠시 복용한다. 생리 기간 중에 중요한 프로젝트가 있어 스트레스가 많을 때에는, SAM-e를 복용한다(SAM-e는 몸에서 자연적으로 생성되는 물질로, 스트레스, 불안, 우울, 만성 통증, 간 기능 부전 등을 회복하는 화학물질을 만든다).

플랜을 시작할 때 아래의 내용을 권한다.

- **간 해독제(또는 민들레차)** 간은 대사 작용과 호르몬 조절을 포함해 다섯 가지 이상의 기능에 관여한다. 플랜을 하는 사람들이 간 건강을 챙기기 시작하면 곧바로 큰 변화가 온다. 특히 첫 3일 해독 기간에 그렇다. 간 해독 성분이 있다고 알려진 민들레차를 마시거나, 해독 영양제를 복용할 수 있다. 둘 다 대부분의 자연식품점에서 구입할 수 있다(조제약을 복용하는 사람이라면 특히 해독 영양제를 고려할 만하다. 허브도 좋지만 효과를 보려면 시간이 걸린다). 20일 후에도 간 해독제를 계속 복용하고 싶다면, 그래도 괜찮다. 우리에게 노출되는 환경 독소와 살충제의 양이 너무 많기 때문에, 언제나 간이 당해낼 재간이 없다. 대신 2개월에 1~2주 동안 해독제를 끊어 몸이 스스로 회복하게 하라.
- **MSM** 알레르기 환자의 구세주다. MSM은 황의 천연 형태로 체내의 모든 히스타민 반응을 제자리로 되돌린다(결과적으로 음식에 대한 몸의 반응이 감소한다). MSM은 점막을 강화하고 외부의 알레르기 유발 항원에 대한 저항력을 키운다. 놀랍게도, 심하게 살이 찐 사람이 알레르기에 시달리는 경우가 아주 많다. 어떠한 연관성이 있을까? 짐작했듯이 염증이다. 음식 알레르기나 천식

을 앓고 있다면, 6주 동안 300~600mg을 복용하라. 내 경우에는 MSM이 인생을 바꿔놓았다. 권장 기간인 6주간 MSM을 복용하고 5년간 앓아왔던 축농증이 사라졌다. 다시 재발하자 한 번 더 복용하고 1년간 괜찮았다. 나는 알레르기나 부비강 문제에 초기 단계에서 염증을 되돌릴 수 있는 MSM을 적극 추천한다. 플랜을 시작할 때 염증이 심할수록 반응을 일으키는 음식에 더 민감하게 반응한다. 처음에 히스타민 반응을 줄이면 체중을 더 줄일 수 있고 건강 상태가 좋아진다.

- **프로바이오틱스** 변비는 음식이 반응을 일으킬 때 생기는 증상 가운데 하나다. 고객들은 끊임없이 변비 치료법을 물어본다. 답은, 변비가 발생하면 프로바이오틱스를 복용해 소화기관의 균형을 회복하는 것이다. 변비가 발생하지 않을 수도 있지만, 나는 만일을 대비해 프로바이오틱스를 미리 준비해놓으라고 당부한다. 조금 후에 설명하겠지만, 프로바이오틱스는 효모의 과잉증식을 조절하는 데 효과가 있다. 게다가 가스가 차거나 속이 더부룩할 때 프로바이오틱스를 복용하면 소화 기능이 좋아지고 반응을 일으키는 음식으로 인한 체중 증가를 줄일 수 있다. 300~500억 개의 배양균이 살아 있는 제품을 구입해야 한다. 시중에는 2,000억 개까지 든 제품도 있지만 필요치 않다.

갑상선 테스트하기

갑상선 기능 저하는 다양한 방식으로 나타날 수 있다. 하지만 갑상선 기능이 떨어진 사람에게는 대부분 아래의 증상 중 몇 가지가 나타날 수 있다.

- 체중이 줄지 않는다
- 피로감
- 우울증
- 추위를 탄다
- 소화장애
- 성욕저하
- 호르몬 불균형
- 피부질환

플랜을 시작하기 전에 우리는 고객의 갑상선 검사 기록을 본다. 실제로 갑상선 기능이 떨어졌는지는 혼자서 쉽게 테스트할 수 있다. 혈액 검사는 필요치 않다.

플랜을 시작하기 전 3일 동안 밤에 잘 때 전자 체온계를 침대 옆에 두어라. 아침에 일어나면 체온계를 겨드랑이 밑에 끼고 2~3분 있어라. 2~3분 후에 보이는 수치가 기초체온^{BBT}이다. 몸을 움직이지 말고 가만히 있어야 한다. 돌아다니면 체온이 올라가 정확한 수치가 나오기 힘들다.

체온이 계속 36.1도 이하를 유지한다면 갑상선 기능이 떨어졌다는 신호다. 체온이 이 수준 이하인 경우에는 체중을 줄이기 어려우며, 모든 인체 기관이 부정적으로 영향을 받는다. 자신의 체온이 낮은 걸 보고 놀라는 고객들이 있다. 그동안 겪었던 '원인을 알 수 없는' 증상들의 배후에 갑상선이 있다는 생각조차 해본 적이 없기 때문이다. 하지만 역시 많은 고객들이 전혀 놀라지 않았다. "아 그래서 그랬던 거군요!"라는 말을 수없이 들었다.

여성 고객의 약 80%와 남성 고객의 약 10%가 갑상선에 문제가 있다고 말할 수 있다. 이는 높은 비율이긴 하지만, 반가운 소식이 있다. 갑상선기능저하증으로 진행되기 전에 문제를 발견하면 쉽게 회복할 수 있다.

다음은 갑상선 기능을 회복하기 위한 간단한 치료 지침이다.

- **갑산선종을 유발하는 음식을 피하라(테스트 할 때까지)** 갑산선종 유발 물질은 갑상선 호르몬의 생산을 돕는 효소를 막아 갑상선 기능을 방해한다고 밝혀진 특정 음식에서 발견되는 화합물이다. 갑상선 질환이 있어도 부작용이 없다면 많은 경우, 갑산선종 유발 물질이 든 음식을 먹을 수 있다. 하지만 이런 음식을 날로 먹으면 문제가 발생하는 경우가 많으니 유의한다(브로콜리와 케일은 열을 가하면 종종 갑산선종 유발 물질이 억제된다).

우리가 자주 먹는 음식 중 갑산선종 유발 물질이 든 음식은 다음과 같다.

브로콜리, 브로콜리라브, 방울다다기양배추, 양배추, 콜리플라워, 콜라드, 서양고추냉이, 케일, 겨자, 루타배가(순무의 일종), 순무, 수수, 기장, 복숭아, 땅콩, 무, 랩스베리, 두부를 포함한 콩과 콩 제품, 시금치, 딸기, 고구마, 근대, 미나리.

- **몸을 따뜻하게 하라** 기본적으로 체온을 높이는 음식은 모두 갑상선 기능을 높인다. 사우나에 들어가 10~20분 앉아 있거나, 뜨거운 물로 목욕을 하거나, 양말을 신은 채 새털 이불을 덮고 자거나, 냉수 대신 뜨거운 차를 마시는 습관을 들이도록 하라. 이러한 단순한 생활습관으로 큰 효과를 볼 수 있다.

또한 5부에 소개되는 갑상선에 좋은 특별한 식단을 선택할 수 있다. 갑상선 기능을 높이고 갑상선종을 유발하는 음식을 피하는 하나의 방법이다.

침투성 효모균의 정체

좌절감을 느낄 정도로 불가사의하게 체중 감량을 방해하는 것 중 하나는 침투성 효모균이다. 효모균은 누구에게나 있다. 그리고 지금껏 효모균에 감염된 적이 없어도 효모균이 과잉증식할 수 있다.

우리의 장에서는 몸에 좋은 유익균 무리와 효모가 절묘하게 균형을 이루며 산다. 먹는 음식이나 환경 요인에 반응하는 효모균 집락은 증식을 가속화해 유익균 무리를 앞지를 수 있다. 효모의 먹이는 설탕이기 때문에 설탕 섭취량이 많은 사람에게 효모가 더 잘 증식하는 경향이 있다(따라서 설탕을 더 찾게 된다). 효모를 과잉증식하게 만드는 다른 요인으로는 호르몬 변화, 스트레스, 피임약, 스테로이드, X-레이나 방사선 치료로 인한 방사선 노출 등이 있다.

원인이 무엇이든 효모가 과잉증식하면 더부룩함, 가스, 변비, 두통, 코 질환, 머리가 멍한 상태, 우울증, 피로 등이 초래될 수 있다. 그뿐 아니라 효모의 과잉증식으로 감정 상태가 불안해지기도 한다. 이런 증상들이 모두 짜증스럽고, 기분 변화가 심하고, 분노를 느끼는 생리전증후군과 연관이 있다는 걸 아는가? 생리전증후군 증상들은 호르몬이 변화할 때 증가하는 침투성 효모균이 원인인 경우가 많다. 효모균이 장내 세균 무리를 앞지르면 산성 독소가 발생한다. 산성 독소는 살이 빠지는 속도를 늦추고 면역체계에 영향을 준다. 만일 테스트 기간에 갑자기 효모균이 발생하면 우리의 데이터가 무용지물이 될 수 있다. 20일 동안 노력을 쏟아부었는데 결과를 얻지 못한다면 좌절감이 클 것이다. 그러므로 우리는 플랜을 시작하기 전에 문제가 있는지 알아봐야 한다.

우리는 매우 쉬운 방법으로 효모균이 과잉인지 테스트한다. 효모의 먹이는 설탕과 발효식품이기 때문에, 플랜을 시작하기 전에 증식을 초래할 가능성이 가장 큰 음식을 테스트한다. 플랜 초반에 하루 날을 잡아 포도주나 맥주(효모의 영양분이 가득한), 발사믹 식초, 초콜릿을 식단에 포함시킨다. 그렇다. 하루에 이 음식을 모두 먹을 수 있다. 테스트가 즐겁다고 하지 않았는가? 포도주나 맥주를 마시지 않는 사람이면 그냥 디저트와 발사믹 식초를 듬뿍 먹으면 된다. 초콜릿을 즐기지 않는다면 좋아하는 단 음식을 무엇이든 선택할 수 있다. 나머지 식단은 평소와 똑같이 하라. 다음 날 아침 일어나서 거울에 혀를 비춰보라. 백태가 꼈으면 효모가 문제가 된다는 표시다.

그렇더라도 겁먹지 마라. 쉽게 치료할 수 있다. 내가 알기로, 식단에서 당과 발효식품을 전부 제거해 효모를 다스리고 싶어 하는 철저한 치료사들이 많다. 하지만 나는 그렇게 엄격한 통제가 필요하다고 생각하지는 않는다. 그리고 솔직히, 그것은 매우 우울한 방법이다. 게다가 효모가 증식할 때 이렇게 엄격한 방식을 시도하면 효모가 너무 빨리 죽어 끔찍한 증상이 나타난다(극단적인 방식으로 해독을 하면 머리가 멍해지고 기분 변화가 심하듯이). 효모가 서서히 죽도록 유도하고, 그동안 평소의 생활을 즐기는 게 낫다고 생각한다.

효모의 과잉증식에 대응하는 최선의 방법은 질 좋은 프로바이오틱스를 복용하는 것이다. 300~500억의 배양균이 살아 있는 제품을 선택하라. 그 이상은 효모균이 너무 빨리 죽어, 위에 말한 끔찍한 증상이 발생한다.

경험상 대부분의 사람이 일주일 이내에 프로바이오틱스 치료에 반응을 보여, 효모균을 통제한 상태에서 플랜을 시작할 준비를 한다. 7일간 프로바이오틱스를 복용한 후 플랜을 시작할 수 있다. 프로바이틱스를 계속 복용할 필요는 없다. 우리는 Day 4에 프로바이오틱스를 또 복용하고, 효모의 상태를 주시한다. 플랜의 지침을 따른다면 나중에 문제가 생길 가능성은 거의 없다.

수분 섭취량 계산하기

수분 섭취에 대해서는 잔소리 심한 엄마처럼 굴 작정이라고 했던 것을 기억하는가? 나는 정확한 양의 물을 마시는 것처럼 단순한 일을 실천하지 않아 건강과 날씬함을 얻고 싶은 당신이 일을 그르치는 모습을 보고 싶지 않다. 다음은 수분 섭취량을 계산하는 일반적인 지침이다.

하루에 필요한 수분 섭취량 계산하기

- 자신의 몸무게에 2.2를 곱한 숫자에 2를 나누고 30ml를 곱하면 하루 동안 마셔야 할 물의 양이 된다.

- 심혈관 운동을 20분 할 때마다, 물 한 잔(240ml)을 더 마신다.
- 근력 운동을 30분 할 때마다, 물 한 잔을 더 마신다.
- 포도주 한 잔을 마시면, 120~180ml의 물을 마신다(대략 알코올 섭취량만큼 마셔야 한다).
- 기온이 높을 때도 운동할 때와 마찬가지로 수분을 보충한다(기온과 바깥 활동 시간 등을 고려해 물 한두 잔을 더 마신다). 날씨가 더우면 탈수와 편두통이 나타날 수 있으므로 편두통 증상이 있는 사람은 각별히 주의해야 한다.

잊지 말아야 할 사항은, 오후 7시 30분 이전에 하루 수분 섭취량을 다 마셔야 한다는 것이다. 늦게 물을 마시면 이튿날 체중계에 물의 무게가 반영된다. 그저 수분의 무게지만, 우리의 데이터를 망친다. 낮 동안에 수분을 모두 섭취하는 일은 생각보다 어렵지 않다. 정오 그리고 오후 5시와 7시에 의식적으로 확인하면 도움이 된다. 7시 30분 이전에 수분 섭취량을 채우지 못했다면, 건강 차원에서 더 마셔라. 다음 날 아침 체중이 늘었을 때, 적어도 그 이유는 알 테니까 말이다.

나는 매일 기상 후 470ml을 마셔두라고 권한다. 그 후에 같은 양을 세 번 더 마시면, 물이 인체를 일찌감치 통과해 화장실 가는 시간을 맞출 수 있을 것이다. 만일 하루 종일 조금씩 마신다면, 30분마다 슬금슬금 화장실로 향해야 할 것이다.

끝으로 수분 섭취에 대해 일러둘 사항이 있다. 필요 이상 마시면 좋을 게 없다. 실제로 충분히 마시지 않는 것만큼 체중 감량에 해롭다. 이런 현상을 반복적으로 봐왔다. 고객들은 너무 많이 마신다. 그러면 체중이 그대로 있거나 증가한다. 체중에 비례해서 마셔야 한다. 너무 많이 마시면 신장에 무리를 주고, 수분이 체내에 잔류한다.

가장 중요한 준비

아마도 플랜을 위한 가장 중요한 준비는 마음을 먹는 일일 것이다. 이 20일은 자신을 위해 투자하는 기간이다. 다른 방법들을 열심히 따라해보았지만 효과를 보지 못했다면, 20일은 아무것도 아닐 것이다. 특히 플랜에서 얻은 정보로 남은 생애 동안 자신의 체중과 건강을 다스리게 된다는 것을 생각하면 더욱 그렇다.

당신은 이 시간을 투자하고 자신의 몸을 이해할 자격이 있다. 그리고 무엇보다도 멋지게 보이고 느낄 자격이 있다.

나는 정말 나쁜 식습관이 있었다. 좋은지 나쁜지 따지고 체중계의 숫자에 집착하는 것이다. 그랬기 때문에 먹는 즐거움을 온전히 느낀 적이 없었다. 폭식하고 죄책감을 느끼는 일이 끊임없이 반복되었다.

얼마 전까지, 그러니까 '플랜'을 시작하기 전까지 그랬다. 평생 처음으로, 나는 이제 그런 것들을 생각조차 하지 않는다. 런던을 거쳐 파리를 여행하면서 먹고 싶은 음식을, 먹고 싶을 때 먹었다. 많이 먹지도 않았는데 배가 그다지 고프지 않았다. 음식을 갈망하거나, 음식 때문에 죄책감을 느끼거나, 음식에 집착하지도 않았다. 집에 와서 체중계에 올랐는데, 체중계의 숫자는 내가 아닌 그저 숫자였다. 1~2kg밖에 늘지 않았다. 신경이 곤두서거나 집착하지 않았다. 그저 다시 플랜을 실천했고 내 몸에 좋은 음식들이 빨리 먹고 싶을 뿐이었다.

사고방식이 바뀌었다는 점이 가장 중요한 성과다. 정말로 믿기지 않는다. 사실 플랜을 시작하기 전에는 건강식 치료법을 고려하고 있었지만, 이제는 아니다. 내가 제대로 된 판단을 할 수 있게 해준 플랜에 감사한다. 수잔, 51세

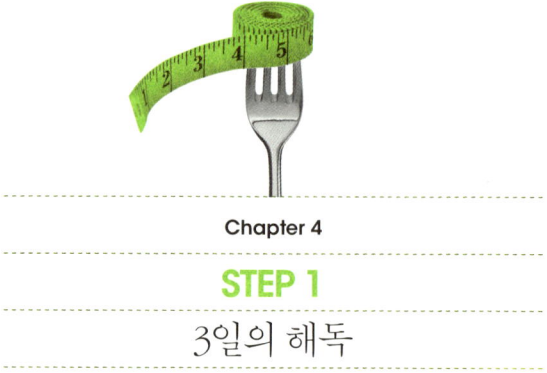

Chapter 4
STEP 1
3일의 해독

플랜의 1단계는 간단한 3일간의 해독으로 시작한다. 해독을 하면, 체내 염증이 줄고 몸이 깨끗하게 정화되어 음식을 테스트할 수 있는 몸 상태가 된다. 해독 기간에는 반응을 일으키는 음식이나 가공 음식을 소화하는 중노동을 쉬게 되어, 인체의 자연스런 항상성이 회복된다.

우리 몸은 죽는 날까지 재생과 회복을 원한다. 그것이 인체의 생리다. 정말로 놀라울 따름이다. 하지만 우리가 반응을 일으키는 음식으로 몸을 채우면, 항상성의 상태에 있던 인체의 에너지가 가장 급박한 일처리(침입자를 막는)에 투입되면서 갑자기 방향을 바꾼다. 이로 인해 최대 71시간 지속되기도 하는 염증 반응이 발생한다. 하지만 해독으로 조금 변화를 주면 곧바로 자기 회복의 과정을 회복한다.

소화기관을 청소하는 일은 고대로부터 내려오는 치유법이다. 수세기에 걸쳐 거의 모든 문화와 종교에서 몸 청소나 적당한 단식을 통해 인체를 해독하는 것이 유익하다고 인정했다. 사순절, 속죄일(유대교), 라마단, 비전퀘스트(영계와의 교류를 구하는 의식으로 북미 인디언 부족에서 행해짐 – 옮긴이)는 모두 몸과 영혼을 정화하는 시간이다. 히포크라테스는 치유를 목적으로 평소 식사를 일시적으로 중단하는 습관이 치유에 중요하다고 역설했다.

또한 해독을 하면 몸이 음식에 더 민감하게 반응해 테스트의 정확도가 높아진다. 늘 먹는 음식에 둔감해진 우리 몸은 반응을 일으키는 음식을 가려내기가 쉽지 않다. 플랜의 해독 방식은 보통 음식 알레르기를 검사하는 제한과 순환 식이요법의 고급 형태다. 우리는 며칠 동안 반응을 가장 일으키지 않는 음식을 제외한 모든 음식을 식단에서 제거한다. 그러고 나서 한 번에 한 가지씩 서서히 새로운 음식을 먹어보고 몸의 반응을 살핀다.

예를 들어, 만성 변비로 고생하는 48세의 마라는 9kg이 영 빠지지 않았다. 그녀는 최고의 건강음식을 먹고, 하루 1,200~1,500칼로리를 섭취하며, 일주일에 5일 트레이너와 운동을 했지만, 도무지 성과가 없었다. 대부분의 내 고객들처럼 예전에 통했던 방식이 이제 들지 않자, 마라는 실망이 이만저만이 아니었다. 더구나 그녀는 대장암 가족력이 있어 걱정이 많았고, 배변 횟수는 일주일에 1회였다.

상담 첫날에 마라는 연어를 좋아해서 일주일에 거의 나흘을 먹는다고 했다. 연어를 먹으면 기분이 끝내주게 좋다는 거였다. 그녀는 플랜을 시작했고 썩 잘해내 하루에 0.5kg을 뺐다. 자기 몸에 염증을 유발하지 않는 음식을 매일 먹으면 놀라운 일이 벌어진다. 몸이 치유를 하기 시작한다. 8일째, 마라는 3kg 남짓 빠졌고 규칙적으로 배변을 하기 시작했다. 10일째, 우리는 그녀가 좋아하는 연어를 테스트했다. 10분 후에 마라에게서 다급한 이메일이 왔다. "배가 풍선처럼 부풀어 오르고 손가락이 너무 부어서 반지를 빼야 했어요."

그다음 날, 마라가 체중계에 올랐다. 해독을 시작하고 매일 빠졌던 0.5kg이 빠지지 않고 1kg이 늘었다. 그리고 변비가 재발해 48시간 동안 지속되었다. 몸이 반응을 일으켰을 때 전형적으로 나타나는 증상은, 저칼로리 음식을 먹었는데 살이 확 찌고 만성질환이나 잠재된 질병이 재발하는 것이다. 명심하라. 하루에 섭취한 열량이 많이 변하지 않았는데 1kg이 늘었다는 사실은 반응을 일으키는 음식의 놀라운 위력을 말해준다.

하지만 마라는 연어를 간절히 먹고 싶어 했다. 많은 여성들이 그렇듯이, 마라는 연어가 40세 이상의 모든 여성이 꼭 먹어야 하는 슈퍼푸드라는 생각이 확고했다. 그래서 그녀는 다시 테스트하기로 결정했다. 우리는 일주일을 기다렸고 결과는 같았다. 의심의 여지가 없었다. 연어는 분명히 마라에게 반응을 일으키는 음식이었다. 그런데 마라는 그동안 연어를 일주일에 네 번을 먹었던 것이다. 우리는 반응을 일으키는 또 다른 음식인 달걀과 함께 연어를 제거하기만 하면 되었다. 마라는 곧 8kg을 감량했고 어느 때보다 정상적인 소화력을 보였다. 결론적으로, 마라가 연어를 계속 먹었더라면 연어가 염증을 일으킨다는 사실을 결코 알아내지 못했을 것이다.

플랜의 해독을 하면 또 하나가 예민해진다. 미각이다. 우리는 식단에서 필요 이상의 소금을 모두 제거한다. 그러면 미뢰가 그동안 몰랐던 모든 종류의 맛을 느끼게 된다. 실제로 고객들은 모두 미각이 예민해지면서 식당 음식이 몹시 짜다는 사실에 놀란다. 나트륨을 너무 많이 섭취하면 수분 정체가 유발되고 염증 음식에 대한 민감 반응이 악화된다. 따라서 체내의 나트륨을 줄인다면 플랜으로 더 좋은 결과를 얻을 수 있는 바탕이 마련되는 셈이다.

해독을 시작하기 전에 Day 1에서 Day 3까지의 식단을 모두 읽기를 권한다. 어떤 요리인지 파악하고 필요한 식재료가 구비되었는지 확인하기 위해서다. 가능한 하루 이틀 전에 필요한 식재료를 준비해놓는 게 좋다. 언제든 편리한 시간에 시작하면 된다. 3일 내내 자신이 만든 음식을 먹을 수 있다면 말이다. 좀 더

편하려면, 저녁에 먹고 남은 음식을 다음 날 점심에 먹으면 된다.

능력이 미치는 한, 이 3일을 자신을 위한 시간으로 따로 확보해놓아라. 가능하면 다른 중요한 일이 없을 때 시작하라. 이때가 자신의 몸을 가장 깊은 차원에서 회복하고 인생을 바꿀 20일을 위해 몸을 준비할 기회다. 인체는 매우 빨리 균형을 찾는다는 걸 믿어라. 우리 몸은 재생과 회복을 원한다는 걸 잊지 마라. 몸을 잠시 쉬게 하면, 수천 배로 보상받을 것이다. 실제로 많은 고객이 해독의 효과에 열광한 나머지 해독을 재실시하는 회수를 제한해야 할 정도다. 해독은 잃어버린 자기 몸과의 우정을 회복하는 시간이다.

해독을 하면 어떤 일이 일어날까?

시중에는 매우 극단적이고 강력한 해독 프로그램들이 나와 있지만, 내 생각에는 그런 것들이 필요치 않다. 실제로 득보다 실이 많다.

몸은 해로운 음식을 분해하는 일에 익숙하다. 그래서 그 일을 쉬게 되면 안도의 한숨을 쉬고 자연스런 회복의 과정을 시작한다. 바람직한 현상이다. 하지만 음식을 심하게 제한하거나 아예 먹지 않는 극단적인 단식을 하면, 인체가 모든 독소를 빠른 속도로 배출하는 바람에 배출을 담당하는 인체 기관들이 과로를 하면서 문제가 발생한다. 우리의 목표는 갑작스럽게 인체에 무리를 주지 않는 것이다. 불친절한 일이니까 말이다. 먹고 싶은 음식을 먹지 못하는 정신적인 고통 외에, 이러한 과도한 해독은 몸을 몹시 괴롭게 한다.

그 때문에 플랜의 해독에서는 세 끼를 꼬박꼬박 먹고 간식을 한 번 먹는다. 제대로 된 음식을 먹으면서도 해독을 하고 체중을 줄일 수 있음을 아는 것이 중요하다. 해독의 목적은 인체 기관을 청소하고, 몸에서 독소를 배출하는 것, 그리고 온전한 정신을 유지하는 것이다.

이미 설명했듯이, 플랜의 해독은 극단적인 방식은 전혀 아니지만 인체의 독소를 제거하는 과정이므로 증상이 나타날 가능성이 있다. 몸이 정화되면서 다음과 같은 증상이 나타날 수 있다.

- **두통** 두 배 강화된 페퍼민트 차는 두통에 놀라운 효능이 있다. 진통제를 꼭 먹어야 한다면, 이부프로펜보다는 아세트아미노펜을 선택하라(이부프로펜은 수분 정체를 일으킨다).
- **피로나 무기력** 에너지 수준은 정상이지만 피곤을 느낀다면, 몸이 많은 것을 회복해야 한다는 신호다. 인체는 잘 때 가장 잘 회복한다. 최고의 치료법은 우리가 가장 잘 아는 방법이며, 인체가 이 해독의 시간을 최대한 연장하려고 하는 것은 흥미로운 일이다.
- **어지러움** 적절한 수분은 어지러움을 없애는 데 중요하다.

- **성마름·미약한 우울증·불면** 몸의 에너지가 회복하는 데 소모되면, 뇌, 간, 신경계를 포함한 다른 체계와 기관들이 일시적으로 영향을 받는다.
- **혀의 백태** 백태는 침투성 효모가 과잉증식했다는 표시다. 이는 좋은 현상으로, 장내 균이 다시 균형을 찾기 시작했다는 의미다.
- **일시적인 근육통·독감 증세** 독소는 결합 조직 안에 깊이 저장된다. 그래서 독소가 빠져나올 때 미약한 통증이 생길 수 있다.
- **변비·설사·가스** 다시 말하지만, 몸에 저장된 에너지가 회복에 쓰이므로, 소화 기능 같은 기능들이 일시적으로 저하된다. 생강이나 페퍼민트, 카모마일 차 등을 마시면 소화기 질환에 도움이 된다.

이러한 증상들은 완전히 정상이며, 24~48시간 이내에 사라진다. 이렇듯 몸이 감당하기 어려울 정도로 독소가 빠르게 배출되면서 나타나는 증상들을 일명 치유반응이라고 한다. 예상치 못하게 해독 증상을 경험하면 조금 놀랄 수 있다. 그러나 이러한 치유반응을 겪지 않으면 아주 많은 것들이 바뀌어야 한다는 걸 결코 알지 못할 것이다.

웬만하면 증상을 가라앉히기 위해 꼭 필요하지도 않은 약을 복용하지는 마라. 그래야 간이 화학물질을 처리하는 수고에서 해방되어 충분히 쉴 수 있다. 가능한 모든 영양제를 중단하라. 특히 어유를 끊어라. 하지만 의사와 상의하지 않고 조제약을 함부로 끊지는 말기 바란다.

해독 기간 동안, 몸이 독소를 쉽게 배출할 수 있도록 매일 권장량의 물을 꼭 마셔라. 설탕과 카페인을 넣지 않은 허브차를 마셔도 좋다. 뜨거운 물로 샤워하거나 사우나를 하면 피부를 통해 독소를 더 배출할 수 있다. 쉬운 요가나 느리게 걷기, 명상같이 마음을 진정시키는 활동 역시 집중력을 높이고, 몸의 회복을 돕는다.

> **어유의 위험성**
>
> 플랜 고객의 85%는 어유에 반응을 일으키므로, 나는 어유를 권하지 않는다. 더구나 어유는 간 기능 이상을 유발하거나, 양극성 장애가 있는 사람에게 조증을 증가시키는 등 여러 문제를 일으키기도 한다.
> 어유를 특정 약물과 함께 복용하면 해로울 수 있다. 혈압강하제의 효과가 떨어질 수 있고, 민감한 사람이 혈액희석제와 함께 복용하면 출혈성 뇌졸중과 위장관 출혈의 위험성이 커지기도 한다. 2,500만 명이 넘는 미국인이 당뇨병을 앓는다. 어유는 혈당을 높이고, 흔하게 처방되는 메포민(혈당강하제) 같은 약물 치료에 지장을 줄 수 있다.
> 기름은 쉽게 변질된다. 금세 산패해 염증 유발 물질이 된다. 뉴질랜드의 곡물과 식량 연구소의 연구자들이 어유 캡슐을 검사한 결과, 대다수의 캡슐이 유통기한 한참 전에 이미 변질되기 시작했다. 노르웨이의 한 연구에서는 95%의 어유가 초기에 분해되었다고 밝혔다. 그 연구에 따르면, 어유 보충제를 복용하고 트림이 나오는 건 기름이 산패했을 때 가장 흔하게 일어나는 현상이며, 즉시 폐기해야 한다.

> 오메가3는 건강에 중요한가? 분명히 그렇다. 하지만 우선 연어를 먹고 나서 반응을 주의깊게 살피고, 의사와 상담해 어유가 복용 중인 약의 효험이나 건강에 영향을 미치는지 알아보라. 어유가 만사형통하는 영양 보충제라고 단정하면 안 된다.

해독 기간에 운동하기

놀라울 수 있겠지만, 플랜의 첫 3일 동안에는 운동을 권하지 않는다. 그렇다. 첫 3일 동안에는 평소에 하는 달리기나 근육 운동, 스피닝 등의 모든 운동에서 공식적으로 해방되는 것이다.

나는 제대로, 몸에 맞게 하는 운동을 적극 권하는 사람이다. 하지만 해독 기간에는 몸의 에너지가 내장 기관을 회복하기 위한 연료로 쓰여야 한다. 이 중요한 시기에 운동을 하면, 에너지가 중요한 기관을 재생하는 데 쓰이지 않고 운동과 근육 회복에 소모된다. 운동을 해야만 살을 조금이라도 더 뺄 수 있다고 생각하는 사람이 있을지 모른다. 하지만 몸을 복구하기 위해 가장 중요한 것이 무엇인가에 초점을 다시 맞추면, 오히려 체중이 더 많이 빠지게 될 것이다. 앞으로 평생 동안 운동할 수 있다. 그러니 이 3일 동안에는 쉬어라.

해독의 기본 사항

플랜의 첫날 아침에 하는 두 가지 일은 곧 매일 아침 습관이 될 것이다. 첫 번째는 몸무게를 재는 일이다. 두려워하지도 말고 흥분하지도 마라. 그냥 체중계에 올라선 다음 플랜 일지에 체중을 기록하라. 체중은 그저 데이터일 뿐이다. 체중은 변하며, 반응을 일으키는 음식을 뿌리 뽑기 시작하면 내려갈 숫자다. 플랜은 그동안 건강을 해친 숨은 원인을 매일 체계적으로 밝히는 탐구 과정이며, 체중계는 필요한 정보를 모으는 데 사용하는 도구에 불과하다.

두 번째는 레몬을 짜서 넣은 신선한 물을 470ml 마시고, 간 해독 영양제나 민들레차를 한 컵 마신다(둘 다 해도 된다). 이렇게 간을 보호하는 일은 체내에 쌓인 독소를 처리해 배출하는 해독 기간에 특히 중요하다.

플랜 20일 식단표 Q&A

플랜의 20일 동안 매일 먹게 되는 음식에 대한 모든 정보와 함께 정해진 식단표가 제공될 것이다. 반응을 가장 적게 일으키는 음식을 시작으로 정해진 순서에 따라 모든 음식들을 테스트하므로 식단표는 단순한 제안이 아니다. 가장 정확한 결과를 얻기 위해서는 가능한 한 식단을 철저히 지켜야 한다. 플랜은 다이어트가 아니라는 걸 기억하라. 플랜은 자신의 몸을 과학적으로 통제하는 데 필요한 중요한 정보를 모으기 위해 체계적으로 고안된 테스트 치료법이다.

조금 후에 첫날의 식단이 나오는데, 그보다 먼저 식단에 대해 가장 많이 묻는 질문에 답을 하겠다.

Q 식단표에 있는 음식을 다른 음식으로 대체할 수 있나요?

A 우리는 반응을 가장 적게 일으키는 음식들(그리고 음식의 양)을 신중하게 고르고 조합해 식단표를 만들었다. 따라서 가능한 한 정해진 식단표를 그대로 지키는 것이 가장 좋다. 20일을 마치고 자신만의 식단표를 만들 수 있게 되면(3부에서 배운다), 마음대로 음식을 바꾸고 추가할 수 있다. 하지만 그 전까지는, 별 문제 없을 거라고 여겨 식단을 조금 바꾸면 뜻하지 않게 테스트 결과가 뒤집힐 수 있다.

우울증과 갑상선기능저하증이(이 둘은 함께 오는 경우가 많다) 있는 58세의 글로리아의 사례를 보자. 플랜을 시작한 첫 주에 글로리아의 우울증이 눈에 띄게 호전되어 항우울제를 점차 줄일 계획이었다. 이 소식을 듣고 나는 신이 나서 가능한 빨리 의사와 상담하자고 말했다.

다음 날 글로리아가 이메일을 보내왔다. "침대에서 나오지 못하고 계속 울고만 있어요!" 나는 너무나 놀라서 무슨 문제인지 알아보려고 전날 먹은 음식을 재빨리 훑어보았다. 도무지 이해가 되지 않았다. 모두 글로리아의 몸에 맞는 음식들이었다.

나는 글로리아에게 하루 종일 먹은 음식들을 하나하나 빠짐없이 말해보라고 했다. 알고 보니, 저녁에 외식을 하면서 조금 다른 음식을 먹은 게 화근이었다. 브로콜리 대신 브로콜리라브를 주문한 것이다. 많은 사람이 그렇듯이, 글로리아는 브로콜리와 브로콜리라브가 같다고 생각했다. 그러나 사실 같지 않다. 브로콜리라브는 갑산선종을 유발하는 식품이라 익혀서 먹어도 갑상선 기능을 공격한다. 글로리아의 경우, 이 식물이 심한 반응을 일으킨 것이다.

극단적인 경우처럼 들리지만, 내 말을 믿어라. 이런 일이 일어날 수 있다. 그러니 가능한 철저히 메뉴를 지켜라. 그래야 자신에게 맞고 맞지 않는 음식을 제대로 가릴 수 있다.

하지만 간식의 경우, 4일이 지나고 테스트에 통과했다면, 목록에 있는 간식을 과일(여성은 1/2개, 남성은 1개)과 생 견과류 한 줌으로 대체할 수 있다.

Q 식사 시간에만 음식을 먹어야 하나요?

A 다이어트 업계에서는 조금씩 자주 먹는 것이 좋다고 알려져 있다. 하지만 하루 종일 조금씩 자주 먹으면 몸을 회복해야 할 에너지가 계속 소화에 쓰인다. 나는 세 끼와 한 번의 간식을 먹

고, 몸의 에너지를 항상성을 회복하는 데 쓰는 게 좋다고 본다.

Q 필요할 때 점심과 저녁 식단을 바꿔도 되나요?

A 바꿔도 된다. 매일의 식단은 화학작용의 균형을 고려한 것이므로, 다른 날의 식단으로 바꾸지만 않으면 괜찮다. 달리 말해, 6일의 점심과 저녁은 바꿀 수 있지만, 점심은 6일의 점심 식단을 먹고 저녁은 5일의 저녁 식단을 먹으면 안 된다. 음식의 균형을 위해 그날의 식단에 충실해라.

점심에 동물성 단백질을 먹으면 기운이 빠진다는 사람들이 있다. 따라서 저녁에 단백질이 필요한 날에 점심과 저녁을 바꾼다면 에너지 균형에 신경 써라. 점심에 동물성 단백질을 먹고 오후 중에 기운이 많이 딸린다면 그것이 별로 맞지 않는다는 신호다.

Q 커피를 마셔도 되나요?

A 간을 충분히 해독해야 하므로 해독 기간에는 식단에서 커피를 뺐다. 커피를 반대할 이유는 없다. 맛 좋고, 훌륭한 항산화제이며, 정서적으로 커다란 만족감을 준다. 하지만 간에는 미약하게 스트레스를 준다. 이미 알다시피 간은 해독과 호르몬 조절을 포함해 500가지 이상의 기능을 수행하는 핵심적인 장기다. 따라서 간을 조금만 배려해 3일만 견딘다면 큰 보상이 따를 것이다.

카페인 금단 현상이 걱정된다면, 아침에 녹차나 홍차를 마셔보라(하지만 산도가 있기 때문에 하루 두 컵으로 제한해야 한다. 몸이 산성화되면 염증이 생길 수 있다). 잉글리쉬 블랙퍼스트 홍차 한 잔에는 70~80mg의 카페인이 들어 있으며, 이는 커피 한 잔에 든 양보다 적다.

커피는 많은 사람에게 중요하다. 내가 우리 고객들에게 하는 말을 되풀이하겠다. 모닝커피 없이 살 수 없다면 마셔라(다만 카페인을 제거한 커피는 마시지 말기 바란다. 산성이 더 강한 커피콩으로 만든 경우가 많다). 나는 무엇을 금하지 않는다. 플랜에서는 당신이 주인이다. 그저 자신과 자신의 몸에 어느 정도로 약속을 하느냐의 문제다. 커피를 포기하지 않아도 플랜이 효과를 나타낼까? 그렇다. 커피를 포기하면 해독이 훨씬 더 잘 될까? 두말하면 잔소리다. 위산 역류로 고생하는 사람이라면 알아둘 것이 있다. 커피, 특히 카페인을 제거한 커피는 산을 증가시킨다. 프렌치 로스트처럼 진하게 볶은 콩은 산성이 약해 좀 낫다.

Q 양념이나 향신료를 넣어도 되나요?

A 다음에 소개하는 항염 양념과 향신료는 언제든지 넣어도 좋다.
: 바질, 후추, 카르다몸(서남 아시아산 생강과 식물 씨앗을 말린 향신료), 붉은 고추(가루), 계피, 정향, 쿠민(미나리과의 식물 또는 그 씨앗을 말린 것. 쿠민 씨앗은 양념으로 씀), 마늘, 생강, 육두구, 양파, 오레가노, 로즈마리, 타임, 강황.

피해야 할 양념이나 향신료로, 염증을 악화시킬 수 있는 파프리카, 감초, 칠리 파우더, 회향 등이 있다. 추가적으로 MSG가 든 조미료 믹스는 피하라. 염증의 방아쇠 역할을 한다.

해독 중에는 음식에 소금을 넣지 말기 바란다. 나트륨 섭취를 줄이는 이유가 미각을 예민하게 하고, 단것을 덜 찾게 하며, 체내에 항염의 기초를 마련하기 위해서라는 점을 잊지 마라. 해초로 만든 양념은 소금을 대체하기에 훌륭하다. Day 4부터는 천일염을 적당량 사용할 수 있다. 천일염에는 나트륨 대사를 돕는 80가지의 무기질이 들어 있다.

양념 중에, 반응을 아주 잘 일으키는 겨자는 테스트할 때까지 철저히 피하기 바란다. 거칠게 간 겨자를 한두 숟가락 먹은 후 1kg이 찌고 두통이 생긴 고객들을 봐왔다. 케첩도 문제가 될 수 있어 플랜 식단에 넣지 않았다. 하지만 걱정은 하지 마라. 우리를 행복하게 만드는 소스들이 많다.

버터는 어떨까? 해독 중에는 소화기관에 휴식을 주기 위해 버터를 먹지 않지만, Day 4부터는 먹어도 좋다. 실제 버터는 중요한 각종 비타민과 무기질, 특히 비타민 D의 훌륭한 공급원이다. 곡물 탄수화물에 지방을 추가하면, 당의 흡수를 늦춘다. 버터를 바르지 않고 토스트를 먹는 것은 살을 찌우라고 애원하는 것과 같다. 그러니 빵이나 감자 같은 음식을 먹을 때는 버터를 듬뿍 발라 맛있게 먹어라.

버터를 구제하라

버터는 오랫동안 비난의 대상이었지만, 발라 먹으면 맛있기도 하고, 사실은 다른 음식으로는 섭취하기 힘든 여러 가지 중요한 지용성 비타민과 무기질을 함유하고 있다. 비타민 D(칼슘 흡수와 호르몬 균형을 돕는다), 비타민 E(강력한 항산화물질), 아연(면역 강화), 구리(류머티스 관절염이나 염증성 장질환 같은 염증성 질병에 유익하다) 같은 것들 말이다. 또한 버터의 그램 당 셀레늄 함유량은 맥아보다 많다(셀레늄은 식사로 얻기가 매우 어렵지만 갑상선 건강과 면역에 필수적이다).

수 년 동안 버터의 문제점으로 제기된 것은 콜레스테롤을 증가시킬 수 있다는 점이었다. 하지만 지난 2003년 식약청은 지방이 콜레스테롤을 증가시킨다는 이론이 대부분 사실이 아니라고 밝혔다. 생각해보면, 어떻게 그리 많은 사람들이 콜레스테롤을 줄이려고 저지방 다이어트를 하는데 효과를 보지 못할 수 있을까? 사실은 당지수가 높은 식단이나 유전을 포함해 다른 많은 요소들이 콜레스테롤 수치를 높인다.

정말 조심해야 할 건 트랜스지방이다. 도넛, 케이크와 쿠키, 튀긴 음식, 냉동식품 등과 같이 많이 가공된 식품은 트랜스지방을 함유한다. 성분표시에 부분 경화유라고 표시된 식품은, 설사 트랜스지방이 0%로 명시되었어도 틀림없이 트랜스지방이 들어 있다. 트랜스지방은 LDL(저밀도지질단백질, 해로운 콜레스테롤) 수치를 높이고, HDL(고밀도지질단백질, 유익한 콜레스테롤) 수치는 오히려 떨어뜨린다. 게다가 중요한 지방산인 오메가-3를 사용하는 신체의 능력을 떨어뜨리는 것으로 의심된다. 여기서 반가운 소식은, 버터가 트랜스지방이 아니라는 사실이다.

어떤 음식이든 체질에 맞지 않으면 콜레스테롤을 높일 수 있다. 모든 질병과 건강 문제는 잠재된 염증이 원인임을 잊어서는 안 된다. 자신에게 염증을 일으키는 음식을 먹으면, 체내에 잠복한 문제점이 드러날 것이다. 높은 콜레스테롤을 포함해서 말이다. 오트밀은 콜레스테롤을 낮추는 슈퍼푸드로 각광받는다. 그러나 체질에 맞으면 그럴 가능성이 높지만, 안 맞는다면 실상은 콜레스테롤 수치를 높인다. 무지방 우유나 깍지콩도 마찬가지다. 재차 강조하자면, 숨은 원인은 언제나 음식이 일으키는 반응과 염증이다.

첫 3일 동안에는 샐러드드레싱을 만들 때 반드시 올리브유에 레몬즙을 넣고 허브를 첨가하라. Day 4부터는 4부에 나오는 샐러드드레싱 레시피 가운데 하나를 마음껏 이용할 수 있다. 플랜을 실천하는 동안, 테스트를 할 때까지는 유제품이 든 다른 어떤 드레싱도 이용하지 마라. 그리고 물론 테스트할 때까지 겨자가 든 드레싱도 먹지 마라. 대부분의 발사믹 드레싱에 겨자가 들었으니, 성분 표시를 주의 깊게 읽어라.

많은 사람이 설탕과 다른 감미료에 대해 질문을 한다. 설탕 자체는 적절하게만 사용한다면 문제가 없다. 하지만 아스파탐과 그 친구들은 절대 안 된다. 흥분 독소라 불리는 이러한 독성 화학 물질은 뇌세포에 들러붙어 세포의 수명을 단축한다. 게다가 흥분 독소는 단 것을 당기게 만들고 수분 정체를 유발한다. 알츠하이머병 같은 질환이나 파킨슨병 같은 신경 장애는 인공감미료와 관련이 있다. 나는 무가당 제품을 앞으로 영원히 먹지 말라고 당부한다. 무가당 껌도 권하지 않는다. 아스파탐이 들었을 뿐 아니라 소화장애를 일으킨다. 무가당 껌을 씹어 체내에 들어오지 않을 음식을 소화할 준비를 해놓으면 허기만 느끼게 된다. 게다가 우리는 스테비아 같은 '천연' 설탕 대체품마저도 체중 감량을 늦춘다는 걸 알기 때문에 사용을 권하지 않는다.

적절하게만 사용하면 설탕 자체에는 문제가 없다. 설탕에 대해서는 걱정하지 마라. 꿀이나 아가베 시럽이 더 낫긴 하다. 하지만 저녁때 먹으면 큰 차이가 없다. 인체는 화학적으로 처리되지 않는 음식을 훨씬 더 깨끗하게 태운다. 화학 처리가 많이 된 식품일수록 소화하기가 힘들고, 소화에 많은 에너지가 소모되어 인체의 기능이 느려지기 시작한다.

Q 하루 식단에 있는 음식을 모두 먹어야 하나요?

A 누구나 체중 감량을 위해서는 적게 먹을수록 좋다고 생각한다. 하지만 이는 진실과 가장 동떨어진 얘기다. 열량의 문제가 아니라 화학작용의 문제라는 걸 잊지 마라.

사람들은 종종 플랜 식단표에 있는 음식을 다 먹을 수 없다고 말한다. 특히 해독 기간에 그렇다. 플랜 식단표의 모든 식사는 화학적으로 균형을 이루었기 때문에 몸에 필요한 영양소를 제공하고 만족감을 느끼게 한다. 한 끼라도 거르면 정반대되는 결과를 얻을 가능성이 매우 크다. 결국 나중에는 굶주려 과식을 하게 되거나, 기아 상태라고 인식한 몸이 살 빼는 일을 멈춘다.

많은 사람이 흔히 저지르는 실수는 식단에서 지방을 빼는 것이다. 우리 몸은 지방이 필요하다. 뇌의 60%가 지방이고, 뇌가 기능하려면 지방이 필요하다. 세포도 마찬가지다. 세포벽에는 인지질 막이라는 지방산을 함유한 보호층이 있는데, 좋은 지방의 섭취를 통해 유지된다. 세포벽에 이 보호층이 없으면 유리기가 침투해 암, 자가면역질환 등을 초래할 수 있다. 게다가 지방은 포만감을 준다. 지방이 든 음식을 많이 먹을수록 나중에 주전부리를 하지 않게 된다. 우리 고객 한 명은 점심으로 샐러드 한 접시와 익힌 채소, 단백질을 먹어도 매일 배가 고프다고 말했다. 나는 그녀가 샐러드에 올리브유를 넣지 않았다는 걸 알아냈다. 올리브유를 듬뿍 넣은 날에는 오후 내내 든든했다.

테스트를 통과했다면 올리브유, 버터, 치즈, 견과류를 꺼리지 마라. 특히 겨울에는 추운 날씨에 몸을 지탱하기 위해서 무의식적으로 지방이 든 음식을 더 찾게 된다. 이는 다른 많은 종들이 멸종한 후에도 살아남은 인간의 생물학적인 본능이다.

또 하나 중요한 영양소는 단백질이다. 모든 식단을 요모조모 따져 짰기 때문에 당신이 단백질을 계산할 필요는 없다. 다만 궁금하다면 하루에 필요한 단백질 양을 알려줄 수 있다. 여성은 아침에 10~40g(남성은 15~60g), 점심에는 15~25g(남성은 20~40g), 저녁에는 25~40g(남성은 40~65g)이 필요하다. 이는 사실 매우 고단백 식단이지만, 우리의 식단은 일반적인 고단백 식단과 달리 인체가 소화하기 쉽고 회복에 꼭 필요한 채소 단백질의 비율이 높다.

단백질이나 지방을 너무 먹지 않으면 체중 감량에 방해가 된다. 정말이다. 명심하기 바란다. 실제로 이 지침을 지키지 않고 채소와 과일만 먹으면 체중이 늘거나 그대로 유지될 것이다. 부탁한다. 식단에 있는 모든 음식을 즐겨라. 배부를 때까지 먹어라.

너무 배가 불러 식단의 음식을 모두 먹을 수 없을 때는 단백질의 양을 줄여라. 하지만 화학적인 균형을 유지하기 위해 반드시 그 식단의 음식을 모두 포함시켜라.

Q 끼니 때가 아닌데 배가 고프면 어떻게 하나요?

A 플랜의 한 끼 식사량은 넉넉하고 필요한 영양소를 모두 섭취할 수 있기 때문에 배가 고플 가능성은 거의 없다. 혹시 배가 고프면 정말로 배가 부를 때까지 먹었는지 먼저 자문해보라. 실제로 배가 부를 때까지 먹었는데도 배고픔을 느낀다면 수분 섭취량이 부족한지 살펴보라. 탈수는 종종 허기의 탈을 쓰고 나타나기 때문에, 음식보다는 물이 필요하다는 몸의 신호일 수 있다. 물을 더 마셔도 배고픔이 가시지 않는다면 채소의 양을 늘려도 된다.

Q 전에 먹던 단 음식과 다른 음식들이 먹고 싶어지지 않을까요?

A 매일 식단에 수록된 음식을 모두 먹는다는 전제 하에, 이 질문의 답은 '아니오'다. 매일 영양적으로 균형 잡힌 식사를 한다면 아마 자신이 음식을 갈망하지 않는다는 사실에 놀라게 될 것이다. 가장 끊기 힘든 피자와 아이스크림마저도 일주일이 지난 후 생각이 거의 나지 않는다. 그렇다면 이런 음식들을 다시는 먹지 말란 말인가? 물론 아니다. 플랜은 무엇을 먹지 말라는 식이

요법이 아니다. 포도주, 치즈, 빵, 디저트를 모두 먹으라고 권한다. 단지 그런 음식들을 체계적으로 테스트한 후 몸에 맞을 경우 식단에 추가한다. 당신이 좋아하고 가장 그리워하는 음식을 기초로 한다.

단 것이 당긴다면, 효모가 죽어가는 과정에서 생기는 증상일 수 있다. 효모가 죽어갈 때는 몸을 속여 설탕을 찾게 만든다. 설탕이 효모균이 다시 성장하도록 돕기 때문이다. 이렇게 효모가 사멸하는 과정에서 불안과 호르몬 장애 또한 나타난다. 이에 즉시 대처하기 위해 프로바이오틱스를 복용하고, 효모를 다스릴 수 있을 때까지 식초와 맥주 같은 발효 음식을 피하자.

지방 섭취를 늘렸을 때 단것이 덜 당기는 현상을 수시로 본다. 샐러드에 올리브유를 좀 더 넣거나, 생 아몬드 버터를 한 술 더 넣거나, 씨앗을 더 뿌려보라. 대개 효과가 있다.

루이보스차나 계피차 같이 향이 진한 차도 도움이 될 수 있다. 애석하게도 우리에게 기본적으로 익숙한 맛은 단맛과 짠맛이지만, 세상에는 온통 놀랍고 다채로운 맛의 세계가 존재한다. 깨끗하고 몸에 좋은 것이 맛이 없다는 의미는 아니다. 실제로 플랜을 하는 사람들은 그렇게 맛좋은 음식을 전에는 먹어본 적이 없다고 말한다. 맛과 양념의 세계를 탐험하기를 두려워 마라. 소금을 넣지 않고 양념을 혼합해 여러 종류의 맛과 풍미를 실험해볼 수도 있다.

만일 이런 방법들이 전혀 통하지 않고 단것이 심하게 당긴다면 단기간 L-글루타민이라는 영양제를 복용할 수 있다. 연구에 따르면, 이 영양제는 단것이 당기는 증상을 줄이는 데 효과가 있다. 또한 지방을 탄탄한 근육으로 만드는 역할을 해 크론병 같은 여러 가지 만성 소화질환에 아주 좋다. 처음에는 일반적인 권장량인 1,000mg을 밤에 복용하면 된다. 물론 다른 영양제와 마찬가지로 꼭 필요할 때만 권한다. 당분을 찾는 증상이 가라앉으면 영양제를 중단해 인체가 자연스런 조절력을 발휘하도록 하라. 며칠 안에 해결되는 경우가 흔하다.

플랜의 요리

이미 말했듯이, Day 1부터 Day 3까지의 메뉴와 레시피를 미리 익혀 최대한 많이 준비를 해놓는 게 가장 좋다. Day 1 아침에 일어나 뭘 해야 할지 몰라 허둥대고 싶지는 않을 테니 말이다.

해독 기간과 플랜 기간 내내, 요리를 할 때 가능한 많은 양을 만들기를 권한다. 예를 들어 당근 생강 수프를 한 솥 끓여, 일부는 Day 1에 먹고 나머지는 냉동시켜 나중에 먹어라(반응이 일어났을 때 이 수프를 먹으면 염증을 진정시킬 수 있다). Day 3의 메뉴인 닭요리를 넉넉히 해서 냉장고에 두고, 필요한 날에 소스와 토핑을 추가해 먹을 수도 있다.

플랜의 레시피는 모두 따라하기가 쉽다. 요리 초보도 할 수 있다. 스크램블드에그밖에 할 줄 몰랐던 고객들도 많았다. 플랜을 마치고 나면 사람들은 플랜의 음식들이 요리하기가 무척 쉽고 아주 맛있다는 사실에 놀란다.

유기농산물과 일반농산물을 비교하는 질문들을 많이 하는데, 내 생각은 이렇다. 물론 가능한 최고 품질의 식품을 먹는 게 언제나 최선이고, 종종 그것은 유기농산물을 의미한다. 하지만 알다시피, 유기농산물을 먹는 일이 항상 가능하지도 않거니와 경제적이지도 않다.

닭과 고기는 예산에 비해 너무 비쌀 경우 유기농을 살 필요는 없지만, 되도록 호르몬과 항생제를 쓰지 않은 제품을 구매하라. 우리는 적은 양을 사용하기 때문에 실제로 비용은 같을지 모른다. 윤리적으로 생산된 식품은 영양이 더 풍부하다는 이점이 있고, 여기에 큰 가치가 있다. 하지만 대체로 면역 기능이 손상된 사람이 아닌 한, 유기농산물과 일반농산물의 차이는 음식 테스트로 나타나는 몸의 반응에 큰 영향을 주지 않는다.

찜과 살짝 볶는 레시피가 항상 건강에 가장 이롭고, 다음으로 굽기, 그리고 석쇠에 굽기 순이다. 나는 허브와 양념 혹은 주스를 이용해 물로 볶는 방식을 권한다. 음식이 익자마자 올리브유를 넣으면 된다. 목표는 기름을 줄이지 않으면서 건강의 극대화를 노리는 것이다(기름은 열을 가해 일정 온도가 넘어가면 분해된다). 4부에 수록된 올리브유로 살짝 볶는 레시피는 모두 물로 살짝 볶아도 괜찮다.

모든 고기와 생선은 살짝 볶거나 구우면 된다. 닭고기를 제외하고, 살짝 익히거나 중간으로 익히는 게 가장 좋다. 그 이유는 고기의 단백질과 지방은 열을 가하면 불안정해져서 너무 익혔을 때 몸의 반응에 영향을 줄 수 있기 때문이다. 실제로 연어를 테스트한다면 연어회로 테스트하는 게 좋다. 소고기도 마찬가지인데, 평소에 스테이크를 많이 익혀서 먹고 소고기 테스트를 통과하지 못한다면, 비프 카르파초(쇠고기를 날로 얇게 썰어서 소스를 친 요리 - 옮긴이)로 테스트해보라. 단백질을 익히면 열에 의해 단백질 분자의 구조가 변한다. 이를 변성이라고 부른다. 이때 물리적이고 화학적인 변화가 일어나는데, 좋은 점이 있기는 하지만 대부분 좋지 않다. 단백질 속의 지방이 높은 열에 노출되면 염증을 일으키는 자유기를 생성한다. 높은 온도에서 익힌 고기에(바베큐처럼) 발암물질이 있다고 밝혀졌다. 그러니 단백질을 너무 익히지 마라.

채소를 볶으면 천연 당분이 나와 무척 맛있어진다. 하지만 당 수치에 주의하라. 우리가 권하는 20일 식단의 초반에 볶은 채소를 하루에 1~2컵으로 제한하는 이유도 그 때문이다. 그 이후에는 스스로 균형점을 찾을 수 있다.

플랜의 한 끼 양

곧 알게 되겠지만 플랜은 한 끼 섭취량을 기초로 하지 않는다. 플랜은 절대로 열량을 계산하거나 음식을 저울로 재거나 하지 않는다. 식단표를 보면 섭취량을 명시한 음식은 얼마 되지 않는다. 섭취량을 명시한 경우는, 음식이 반응을 일으킬 가능성을 최소화하고 과도한 설탕 섭취(효모의 과잉증식을 유발)를 줄이기 위해서다. 그 밖의 식단은 모두 다음에 소개하는 플랜의 일반 지침에 따르면 된다. 정도의 차이는 있지만 실천하기가 크게 어렵지 않아, 곧 자신의 몸에 가장 잘 맞는 식단표를 만들 수 있을 것이다.

- **동물성 단백질** 여성은 110~170g, 남성은 170~225g(각 성별의 손바닥 크기 정도)
- **채소** 따로 명시하지 않았다면, 플랜식으로 요리한 채소를 배부를 때까지 맘껏 먹기 바란다.
- **샐러드** 배부를 때까지 먹어라.
- **수프** 배부를 때까지 먹어라.
- **치즈** 시작 단계에서는 28g 정도가 적당하다.
- **씨앗과 견과류** 샐러드에 넣거나 간식으로 먹을 때 넉넉하게 한 줌 이용한다. 이 양은 대충 여성은 28g, 남성은 42g 정도 된다.

DAY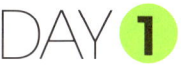

기초 음식

Day 1은 플랜에서 가장 기초가 되는 날이며, 가장 반응을 일으키지 않는 음식만 먹는다.

기상 시 Wake up

- 몸무게를 재 플랜 일지에 기록한다.
- 레몬즙을 넣은 신선한 물을 470ml 마신다(몸무게를 재고 난 뒤).
- 간 영양제를 복용하거나 민들레차를 한 컵 마신다(둘 다 해도 괜찮다).

아침 Morning

- 여성 : 아마씨 그래놀라 1컵과 블루베리 1/2컵
- 남성 : 아마씨 그래놀라 1.5컵과 블루베리 1컵
- 실크코코넛밀크나 라이스드림(우유 대신 먹는 쌀 음료 – 옮긴이)

점심 Lunch

- 당근 생강 수프와 치아씨 또는 해바라기씨
- 살짝 볶거나 찐 브로콜리에 오렌지유와 레몬즙을 끼얹는다(Day 2 점

심에도 먹을 수 있도록 넉넉히 만들어라).

▶ 여러 가지 녹색 채소와 배 1/2개와 해바라기씨 한 줌

간식 Snack

▶ 사과 1개

저녁 Evening

▶ 매콤한 코코넛 소스를 뿌린 케일 채소 볶음(Day 2 저녁에도 먹을 수 있도록 넉넉히 만들어라)

▶ 비트 당근 샐러드와 호박씨

물 Water

▶ 하루 수분 섭취량을 반드시 채우되 7시 30분까지만 마셔라.

Day 1에는 이렇게!

해독 기간 동안 매일 아침 아마씨 그래놀라를 먹는 데는 몇 가지 이유가 있다. 아마씨에는 오메가-3와 칼슘이 풍부하다. 또한 단백질도 가득해 한 컵 당 무려 40g이 들어 있다. 단백질은 포만감과 에너지를 주고 몸을 회복시키므로 아침 식사를 구성하는 중요한 영양소다.

또한 아마씨 그래놀라는 소화에도 매우 좋을뿐더러 배출 효과는 더

욱 좋다. 통 아마씨를 밤새 불리면 아무 맛이 없고 젤 같은 물질이 나온다. 이것이 내장을 싹 청소한다. 변비가 지긋지긋한 사람에게는 아마씨가 최고의 친구가 될 것이다.

그래놀라를 만들 때는 간 아마씨보다 통 아마씨를 넣는 게 중요하다. 아마씨에는 여성호르몬 성분이 있어 너무 많이 먹으면 호르몬 불균형을 초래한다. 간 아마씨는 여성호르몬 성분을 몸에 더 잘 흡수되게 하므로 통 아마씨를 먹는 것이 좋다.

대부분의 사람들은 견과류가 든 그래놀라를 좋아하지만, 처음에 입맛에 맞지 않더라도 며칠만 견뎌라. 미뢰가 급속히 변해 건강한 음식에 적응한다는 사실에 놀라게 될 것이다. 건포도나 계피를 더 넣으면 풍미가 살고, 바닐라맛 쌀 음료나 코코넛밀크를 넣어도 좋다. 계피는 소화를 돕고, 제2형 당뇨병을 다스리며, 콜레스테롤을 낮추고, 관절 통증을 줄이는 데 매우 효과적이므로, 그래놀라에 뿌리면 건강에 더 이롭다.

플랜의 첫 일주일이 지나면, 몸이 자극에 둔감해져 긍정적인 반응이 줄기 시작한다. 그러므로 이후에는 아침 식사를 번갈아 바꾸기 시작한다(사실 모든 음식을 바꿔가며 먹는 게 건강에 가장 좋다). 20일 이후에는, 아마씨 그래놀라를 1주에 2회로 줄이는 게 건강에 가장 좋다.

매콤한 코코넛 소스를 잠시 살펴보자. 이 소스는 플랜에서 가장 인기가 좋은 메뉴에 속한다. 그러니 넉넉히 만들어 며칠 뒤에 먹을 수 있게 냉동실에 얼려라. 어떤 고객들은 매콤한 코코넛 소스를 정육면

체 모양의 얼음 틀에 얼려놓고, 볶음 요리를 할 때 하나씩 넣어 맛을 살린다.

해독 첫날에는 약간의 피로감이 올 수 있다. 그렇다. 몸은 이렇게 빨리 회복된다. 피로는 좋은 징후다. 기운이 없고 잠이 온다면 몸이 분명히 자고 싶다고 말하는 것이므로, 깊은 회복을 하도록 내버려둬라. 몸이 치유를 간절히 원한다는 사실이 놀랍지 않은가. 그러니 몸에 맡겨라.

Day 1은 몸의 회복을 돕기 위해 몸에게 작은 호사를 베풀기 좋은 시간이다. 가능하다면 산책이나 명상을 하거나, 마사지나 사우나를 하거나, 좋아하는 영화나 책을 보거나, 친한 사람들과 즐거운 시간을 보내라. 목표는 내적, 외적으로 자신을 복구하고 풍요롭게 하는 것이다.

DAY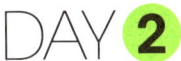
견과류

둘째 날에는 아몬드로 첫 '테스트'를 시작한다. 정확한 검사를 위해 소금 간을 하지 않은 생 아몬드를 선택하는 일이 매우 중요하다. 볶은 아몬드는 맛은 좋지만 반응을 훨씬 잘 일으키므로, 몸의 반응을 정확히 알기 위해서 우선 익히지 않은 것으로만 실험한다. 아몬드를 먹고 살이 찌거나 어떤 방식으로든 반응을 일으킨다면 앞으로 식단에서 아몬드를 제거할 것이다. 하지만 해바라기씨 버터처럼 반응을 잘 일으키지 않는 견과류 버터는 언제나 먹을 수 있다.

견과류를 생으로 먹을까, 볶아 먹을까?

기름에 일정 온도 이상으로 열을 가하면 기름의 화학 구조가 변한다. 그런 기름을 먹으면 염증 반응이 일어날 수 있다. 생 견과는 대부분의 사람에게는 맞는 반면, 시중에 파는 볶은 견과류는 반응을 일으키는 비율이 50%다. 대부분의 견과류는 발화점이 낮은 트랜스지방을 함유한 기름을 사용해 높은 열로 볶는다. 그래서 볶은 견과를 주방 선반에 놓으면 산패하기도 한다. 결론적으로 생 견과가 훨씬 좋다.

기상 시 Wake up

- 몸무게를 재 플랜 일지에 기록한다.
- 레몬즙을 넣은 신선한 물을 470ml 마신다(몸무게를 재고 난 뒤).
- 간 영양제를 복용하거나 민들레차를 한 컵 마신다(둘 다 해도 괜찮다).

아침 Morning

- 여성 : 아마씨 그래놀라 1컵과 블루베리 1/2컵
- 남성 : 아마씨 그래놀라 1.5컵과 블루베리 1컵
- 실크코코넛밀크나 라이스드림

점심 Lunch

- 당근 생강 수프와 치아씨 또는 해바라기씨
- 여러 가지 녹색 채소와 사과 1/2개와 아보카도 1/4개
- Day 1 점심에 남은 브로콜리

간식 Snack

- 여성 : 배 1/2개와 아몬드 작은 한 줌
- 남성 : 배 1개와 아몬드 작은 한 줌

저녁 Evening

- 여성 : Day 1 저녁에 남은 케일 채소 볶음과 현미 1컵과 호박씨

- 남성 : Day 1 저녁에 남은 케일 채소 볶음과 현미 1.5컵과 호박씨
- 비트 당근 샐러드와 해바라기씨

물 Water

- 하루 수분 섭취량을 반드시 채우되 7시 30분까지만 마셔라.

Day 2에는 이렇게!

쌀은 반응을 거의 일으키지 않는 곡물이다. 플랜에서 쌀을 일찌감치 소개하는 이유도 그 때문이다. 현미에는 섬유질이 아주 많다. 그러니 마음껏 즐겨라.

DAY 3

병아리콩

오늘은 병아리콩(완두콩의 일종 - 옮긴이)을 먹게 될 것이다. 병아리콩은 좋은 단백질 공급원이며 콩류를 처음으로 테스트하기에 편하다. 캔으로 된 병아리콩도 괜찮지만, 반드시 나트륨이 100mg 이하인 제품을 선택하라. 나트륨은 반응을 더 잘 일으키게 하고 체중 감량을 방해한다는 점을 잊지 마라. 많은 사람이 시도하기는 하지만, 일반 제품을 사서 물로 씻는다고 소금기를 없앨 수는 없다. 몇 달 간 소금 용액에 담겨 있던 콩에 이미 나트륨이 스며 있다.

기상 시 Wake up

- ▶ 몸무게를 재 플랜 일지에 기록한다.
- ▶ 레몬즙을 넣은 신선한 물을 470ml 마신다(몸무게를 재고 난 뒤).
- ▶ 간 영양제를 복용하거나 민들레차를 한 컵 마신다(둘 다 해도 괜찮다).

아침 Morning

- ▶ 여성 : 아마씨 그래놀라 1컵과 블루베리 1/2컵이나 배 1/2개

- 남성 : 아마씨 그래놀라 1.5컵과 블루베리 1컵이나 배 1개
- 실크코코넛밀크나 라이스드림

점심 Lunch

- 로메인 상추와 아보카도 1/4개, 호박씨, 당근
- 매콤한 채소 수프에 저나트륨 병아리콩 1/2컵 추가

간식 Snack

- 여성 : 생 아몬드 10~12개(어제 아몬드 테스트에서 반응을 일으켰다면 사과나 배 1/2개로 대체 가능)
- 남성 : 생 아몬드 18개(사과나 배 1개로 대체 가능)

저녁 Evening

- 여성 : 이탈리안 허브와 오렌지 껍질을 넣은 닭요리 56~85g
- 남성 : 이탈리안 허브와 오렌지 껍질을 넣은 닭요리 113g
- 이탈리안식 겨울 채소 모듬 구이

Day 3에는 이렇게!

닭고기는 일반적으로 가장 반응을 일으키지 않는 동물성 단백질이다. 그래서 닭고기를 식단에 일찍 포함하고 '테스트'에 넣지 않는다. 단언

할 수는 없지만, 거의 모든 사람이 닭고기로 살을 뺀다고 말할 수 있다.

닭고기에 관해 흥미로운 사실은, 음식점에서 요리한 것은 보통은 나트륨 덩어리라는 점이다. 식당에서는 맛을 내기 위해 소금을 넣는다. 문제는, 닭고기에는 짠맛이 잘 숨어 있어 닭요리 하나를 먹을 때마다 섭취 권장량의 세 배에 달하는 나트륨을 자신도 모르게 섭취한다는 것이다. 심지어 슈퍼마켓에서 파는 허연 닭가슴살도 싱거워 보이지만 나트륨과 MSG로 범벅을 한 닭육수에 익혔을 가능성이 크다. 물론 원한다면 슈퍼마켓에서 만든 음식으로 테스트해도 괜찮다. 준비하기가 쉬울뿐더러 평소에 즐겨 먹는 음식이라면 말이다. 그 경우 일단 닭고기의 껍질을 반쯤 벗기고 레몬이나 라임 주스를 뿌려 나트륨을 중화해라. 다음 날 체중을 재서 동네 슈퍼마켓이 테스트에 통과했는지 확인하라.

플랜에서 동물성 단백질의 1회 섭취량은 보통 여성은 110~170g, 남성은 170~225g로 자신의 손바닥 크기 정도의 양이다. Day 3에서는 서서히 해독을 마무리하기 위해 동물성 단백질을 포함시킨다. 닭고기의 양은 시간이 지나면서 늘게 되는데, 어느 시점에 더 많은 양으로 테스트하고 싶다면 그렇게 할 수 있다. 다시 말하지만, 식단표보다 더 많은 양의 음식을 테스트하는 것을 포함해, 모든 것이 테스트다.

Day 3에는 볶은 채소도 포함시킨다. 채소를 볶으면 천연 당분이 나오기 때문에 맛이 무척 좋아진다. 하지만 볶은 채소를 너무 많이 먹으면 몸에 당이 많아진다. 천연 당분도 설탕이다. 설탕이 지나치면 잠재한 침투성 효모균을 자극하거나 당 수치에 영향을 주거나 체중 감량이 느려진다. 그래서 언제나 익힌 채소에 샐러드를 곁들여 먹는 게 매우 중요하다. 더불어 샐러드의 생 채소에 든 효소는 소화를 돕는다.

더운 날씨에는 생 채소로 만든 샐러드만 먹어도 되지만, 겨울에는 너무 차가운 생 채소가 몸에 들어가면 소화를 방해한다(그래서 많은 사람들이 겨울 내내 샐러드만 먹고 배가 더부룩한 이유를 알고 싶어 한다). 추운 날씨에는 익힌 채소와 생 채소를 적절히 섞어 먹도록 하라. 여름이 오면 다시 익힌 채소를 먹지 말고 몸 상태가 어떤지 지켜보라.

해독 마치기

Day 3 저녁에 닭고기를 먹으면 해독은 공식적으로 끝난다. 내일부터 테스트 단계인 2단계를 시작한다. 원래의 생활로 되돌아와 커피, 치즈, 초콜릿, 포도주 등을 즐길 수 있다. 지금까지 몸의 독소를 내보내고, 염증을 줄이며, 다가올 테스트를 위해 몸을 준비하는 임무를 훌륭히 수행했다.

> 정말이지, 플랜은 내 인생을 바꿔놓았다.
> 살을 뺄 수 있다는 희망을 접으려던 차에 플랜을 알게 되었다. 나는 분명 비만은 아니었지만, 적어도 과체중이었다. 지난 4~5년 동안 계속 체중이 불어 체중계에 상상하지도 못한 숫자가 보였

다. 살을 빼려고 다이어트를 몇 번 시도했지만, 매번 어느 정도 성공을 했다가 다시 이전의 생활로 돌아가기 일쑤였다. 음식에 신경 쓰는 사람들처럼 나도 아침에 그리스 요구르트와 땅콩버터를 먹었다. 문제는 그 다음이었다. 점심에 주방을 청소하듯 뭐든 먹어 치웠다. 저녁에도 별반 다르지 않았다.

식구를 위해 상을 여러 번 차리는 주부로서, 아이들과 남편에게는 건강에 좋은 음식을 만들어주었지만, 나는 배만 채우면 된다는 생각으로 시리얼이나 파스타만 먹었다. 그리고 나면 저녁때 단 것이 마구 당겼다. 초콜릿이든 사탕이든 욕구가 채워질 때까지 먹었다. 그러면 잠을 설치게 되어 다음 날 힘들었다. 가족들에게 퉁명스럽게 굴고, 머리카락이 가늘어졌다. 또한 히스타민 반응이 자주 일어나, 건강에 좋다는 음식을 먹고 나면 콧물이 흐르곤 했다. 대체로 몸 상태는 썩 좋은 편이 아니었다.

그래서 운동량을 늘려보았다. 운동을 많이 할수록 당연히 살이 많이 빠진다고 생각했으니까 말이다. 일주일에 3일은 감량 센터를 다녔고, 하루는 트레이너와 운동을 했다. 테니스를 치고 철인 3종까지 훈련했다. '많이 할수록 많이 빠진다'는 구호에 충실했던 것이다.

어느 날 잡지에서 플랜에 대한 기사를 읽고, 눈이 번쩍 뜨였다. 기사 내용은 모두 내 상황과 일치해 마치 나를 위한 플랜 같았다. 믿고 먹을 수 있는 음식을 미리 알 수 있다는 점이 마음에 들었다.

우리 가정의 대표이사인 나는 내 몸에 좋고 체중 감량을 할 수 있는 음식을 깊은 고민 없이 고를 수 있어야 했다.

플랜으로 내가 알고 있던 지식이 더 확실해졌다. 예를 들어 늘 물의 중요성을 알고 있었지만, 얼마나 중요한지 제대로 알지 못했다. 이제 물을 충분히 마시지 않으면, 특히 아침에 마셔두지 않으면 오후 중에 짭짤한 게 당길 거라는 걸 안다. 몇 년 동안 손가락에서 반지가 빠지지 않았다. 플랜을 시작하고 일주일 후, 밤에 반지가 쏙 빠지는 순간 '아하' 하며 모든 걸 이해했다. 이리저리 이유를 따져 보니 나트륨을 많이 먹을 때마다 단 음식이 당긴다는 걸 깨달았다. 몸에 진정으로 귀를 기울이면 삶이 바뀐다.

돌이켜보면 아는 게 병인 경우가 많았다. 예를 들어 감자칩이 나쁘다고들 한다. 정확하게 말하면, 흔히 볼 수 있는 짠 감자칩이 나쁜 것이다. 무염 감자칩은 나트륨 반응을 막는다. 실제로 지난주에 저녁을 너무 짜게 먹었는데, 곧바로 무염 감자칩 10개 정도와 적포도주를 먹었다. 그날 밤 살이 빠졌다.

그리고 운동에 대해서는 내가 잘못 알고 있었다. 죽기 살기로 운동을 했지만 살이 빠지기는커녕 살이 쪘을 것이다. 이제는 더 이상 살 빼려고 극성을 부릴 필요를 못 느낀다. 지금처럼 일주일에 네 번이면 딱 좋다.

플랜을 성공으로 이끄는 비결 중 하나가 획일적이지 않다는 점인데, 나는 그 부분이 좋다. 플랜은 여러 종류의 단백질을 권하며,

그래야 살이 더 잘 빠진다. 또한 음식 때문에 살이 쪘다면 그건 우리 잘못이 아니라 몸이 무언가를 말하려는 것이므로, 몸에 귀를 기울여야 한다.

    7개월의 짧은 기간 동안 거의 9kg을 뺐다. 모발이 굵어졌고 잘 자란다. 식사 후에 훌쩍거리는 일이 거의 없고 건선으로 무릎에 패치를 붙이고 다니는 일도 줄었다. 사람들은 활력이 넘치는 내 모습에 놀란다. 내 얼굴이 환하게 피었다고들 한다. 무슨 다이어트를 하냐고 물으면 나는 다이어트가 아니라 먹는 방식을 바꿨다고 설명한다. 언제나 요리를 좋아했지만, 이제는 통조림이나 병조림(유기농 재료로 만들었어도) 대신 신선한 음식을 만들며 깊은 감사를 느낀다. 아직 소스와 드레싱을 미리 만들어놓지 못해 진땀을 빼기도 하지만 결국 잘하게 될 것이다. 플랜의 장점이 바로 그것이다. 원하는 시간에 할 수 있고, 과정 속에서 계속 발전해나간다. 우리 몸이 끊임없이 변하듯이 우리 또한 변해간다. **앨리슨, 43세**

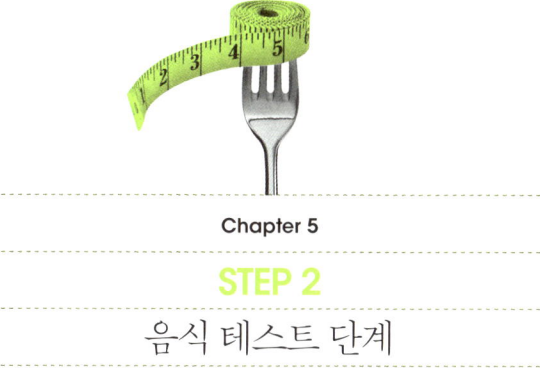

Chapter 5

STEP 2
음식 테스트 단계

이제 몸이 깨끗해졌으니 플랜의 2부를 시작할 준비가 되었다. 2부는 테스트 단계다. 해독할 때와 마찬가지로, 가장 반응을 일으키지 않는 음식부터 시작해서 서서히 문제를 더 일으킬 만한 음식들을 추가하며 실험할 것이다. 최대한 몸을 배려하기 위해 초반에는 건강이나 체중에 해가 될 가능성이 높은 음식을 넣지 않는다.

반응을 일으키는 음식 목록을 소개한다. 수년간의 임상 결과와 연구 조사, 자료 수집을 토대로 만든 것이다. 몇 년이 몇 주로 기간이 단축되었을 뿐 당신도 이제 곧 같은 과정을 겪을 것이다. 우리 직원들과 함께 수천 명의 고객을 접하며, 매일 특정 음식에 대한 고객의 반응을 꾸준히 추적 관찰하고 기록했다. 아래에 흔히 먹는 음식들이 반응을 일으킬 가능성을 백분율로 표시했다.

반응을 일으킬 가능성이 있는 음식들

90% 양식한 생선, 가공육, 대부분의 생선초밥(반응을 일으킬 수 있는 매개체는 와사비, 생강, 간장, 생선과 밥의 조합), 핫도그, 베이글, 옥수수, 두꺼운 피자 반죽

85% 새우, 칠면조, 토마토소스, 가지, 귀리, 그리스 요구르트(일반 요구르트보다 수분이 많이 빠져 우유 성분이 더 진하다. 우유 성분이 진할수록 문제가 생길 가능성이 더 크다), 검은콩, 카넬리니 콩, 콜리플라워, 완숙으로 삶은 달걀, 유기재배하지 않은 시금치, 자몽(간 기능과 약물 효과를 방해한다), 연어, 아스파라거스, 베이글(글루텐이 많이 들었다)

80% 일반 요구르트, 깍지콩, 오렌지, 돼지고기, 흰 밀 또는 통밀 파스타(글루텐이 많이 들었다), 고구마

50% 송아지고기, 우유, 쿠스쿠스, 백미, 아몬드 밀크, 퀴노아, 아티초크, 감자, 토마토, 바나나

40% 흰살 생선, 렌틸콩, 완두콩, 무유당 우유, 타히니

30% 달걀 흰자, 볶은 견과로 만든 견과류 버터, 딸기, 두부

20% 이하 빵, 가리비, 스테이크, 볶은 견과(만성질병이나 자가면역질환, 우울증이 있다면 70%까지 상승한다), 깍지완두, 청경채, 우유 치즈, 참깨

10% 이하	씨가 박힌 과일(망고, 아보카도 등), 마늘, 병아리콩, 생 양파, 표고버섯(침투성 효모균이 있다면 확률이 더 높다), 근대(갑상선 문제가 있다면 확률이 훨씬 높다), 유기농 시금치(갑상선 문제가 있다면 확률이 훨씬 높다), 적색 치커리, 꽃상추, 양고기, 닭고기, 염소나 양 치즈, 배, 사과, 베리류(딸기와 랩스베리 제외), 브로콜리, 당근, 케일, 애호박, 겨울호박, 여러 가지 녹색 채소(로메인, 단풍잎, 상추 등), 아루굴라(갑상선 문제가 있다면 확률이 훨씬 높다)

언뜻 목록이 너무 많다고 느낄지 모르지만, 가장 중요한 건 당신이 음식에 반응을 하느냐다. 수년 동안 자신도 모르게 반응을 일으키는 음식을 먹어왔다면, 몸이 염증 상태에 있기 때문에 반응을 일으키는 음식의 목록이 더 많아진다. 좋은 소식은 만성적인 낮은 수준의 염증이 줄면, 이 음식들은 자주 즐길 수 있다는 것이다.

말썽꾸러기 음식들

반응을 일으키는 음식이 있고, 반응을 심하게 일으키는 음식이 있다. 아래는 내가 먹어서 심하게 반응을 일으켰던 요주의 음식들이다. 내가 이런 음식에 대해 열변을 토하는 이유를 이해하기 바란다. 사람들이 너도나도 먹겠다고 눈에 불을 켜는 이런 음식들이 언제나 몸에 탈을 일으키는 근원일 수 있기 때문이다. 그래서 나는 이런 식품을 생각하면 한숨이 나오고, '말썽꾸러기들'이라는 말이 저절로 나온다.

- **귀리가루** 슈퍼푸드로 찬사받는 음식이지만, 알고 보면 결코 그렇지 않다. 우리 고객 중 수년간 귀리를 좋다고 여기며 먹었지만, 높은 염증 반응으로 인해 건강과 체중 감량에 나쁜 영향을 받은 사람이 얼마나 많은지 모른다(85%가 반응을 일으켰다). 염증이 모든 질병과 건강 문제의 숨은 원인이라는 사실을 잊지 마라. 귀리가 콜레스테롤을 낮춘다고들 하지만, 체질에 맞을 때의 얘기다. 하지만 귀리가 몸에 염증을 일으킨다면, 실제로는 콜레스테롤을 높일 가능성이 크다. 명심하라. 염증은 높은 콜레스테롤을 포함해, 인체의 만성 질환이나 잠재한 병을 일깨운다.
- **연어** 연어는 슈퍼푸드와 항염식품 목록에 빠지지 않는 것 같다. 그래서 사람들은 연어가 몸에 좋다는, 거의 종교에 가까운 믿음을 갖고 연어를 먹는다. 하지만 우리의 임상 자료에 따르면 연어는 85%라는 엄청난 반응률을 보인다. 연어는 기름진 생선이다. 생선 기름은 열을 가하는 동시에 구조가 변해 염증 유발 물질이 될 수 있다. 연어는 오메가-3가 풍부하지만, 열을 가하면 매우 불안정해진다. 그리고 단백질은 쉽게 변성할 수 있다. 이러한 잠재한 문제점에, 중금속과 PCB(폴리염화비페닐), 수은을 다량 함유할 가능성까지 더해지면, 이 '건강' 음식이 악몽으로 변할 가능성이 있다.

- **아스파라거스** 우리 고객들 대다수가 지속적으로 아스파라거스에 반응을 일으킨다. 테스트할 때 네다섯 줄기만 먹으라고 고객들에게 당부하지만, 그 정도 양으로도 체중이 0.5kg 느는 경우가 흔하다.

- **토마토소스** 케첩, 살사, 토마토 수프 등 토마토로 만든 건 모두 이 목록에 포함된다. 토마토는 본래 산도가 높다. 염증성 반응을 부추긴다고 알려진 가지속 식물에 속한다. 캔이나 병조림 토마토 제품에 대부분 든 구연산은 산도를 한층 높이며, 관절염, 건선, 습진, 위산 역류를 악화시킨다.

- **두부** 내가 콩을 어떻게 생각하는지 이미 알 것이다. 확실히 이해를 시키자면, 콩은 소포 호르몬 수치에 지장을 주고 갑상선을 둔화시킨다. 게다가, 아연의 흡수를 방해한다. 아연은 전립선과 소화기 건강뿐 아니라 면역 기능에 필수다.

- **검은콩** 병아리콩은 반응을 잘 일으키지 않지만, 다이어트하는 이들이 좋아하는 검은콩은 무려 85%의 사람에게 반응을 일으킨다. 배에 가스가 차는 건 소화가 잘 안 된다는 신호이며, 검은콩이 악명이 높다. 나이가 들수록 음식물을 분해해 소화, 흡수를 돕는 소화 효소가 줄어든다. 그래서 콩처럼 20대에는 효과가 아주 좋았던 간편한 '다이어트' 음식이, 40대 이후로는 전혀 다른 효과를 나타낸다.

몸의 화학작용 이해하기

많은 경우, 고객들은 해독을 통해 건강과 체중 감량에서 매우 놀라운 결과를 얻기 때문에 더 이상 모험을 하려 들지 않는다. 그들은 건강이 개선되고 살이 빠졌다는 사실에 만족해, 새로운 시도를 두려워한다. 하지만 나는 거기서 멈추지 말라고 당부한다. 반응을 일으키지 않는 음식만 먹으면 누구나 짧은 기간에 살을 뺄 수 있다. 하지만 같은 음식만 계속 먹게 되면 너무나 지루해져, 세 살짜리 내면 아이가 짜증을 부릴 것이다. 우리 몸은 같은 자극이 자꾸 계속되면 반응을 멈춰 새로운 것을 얻지 못하게 된다. 따라서 장기적으로도 도움이 되지 않는다. 몸에 맞는 음식을 골고루 먹지 않는다면 몸이 음식에 반응을 보이기 시작한다. 나는 장기적으로 무엇을 먹고, 무엇을 먹지 말라고 말하고 싶지 않다. 자신의 몸에 맞는 음식을 아는 방법을 알려줘 스스로 선택할 수 있도록 돕고 싶다. 한 고객이 이렇게 말했듯이 말이다. "무얼 먹으라고 하지 않아서 좋아요. 스스로 알게 하죠!"

테스트 초반에는 계속 빠지던 체중이 갑자기 꼼짝을 않거나, 혹은 그와 반대의 경우도 생길 수 있기 때문에 좌절감을 느낄 수 있다. 하지만 당황하지 마라. 당신은 생각보다 준비가 잘 되어 있다. 테스트한 음식이 반응을 일으켰을 때, 아래의 내용을 기억하면 도움이 된다.

- 음식이 반응을 일으키면 처음에는 낙심이 크겠지만, 반응을 일으키는 음식 하나를 알아냈다는 점이 중요하다. 이는 중대한 발전이다. 일단 반응을 일으키는 음식을 알게 되면, 다시는 그 음식을 먹을 필요가 없다. 그 음식을 식단에서 빼면 된다. 이제 그 음식이 자신도 모르게 건강을 해하거나 체중이 늘어나는 일이 없을 것이다. 이제부터는 당신에게 달렸다.

- 반응은 지나간다. 몸무게가 원래대로 돌아오고 음식으로 인한 증상이 사라질 때까지 보통 24~48시간이 걸린다. 하지만 건강 상태가 계속 좋지 않다면, 72시간 가까이 걸릴 수도 있다. 그런 경우, 몸이 치유할 수 있도록 이틀 연속으로 몸에 맞는 음식을 먹기 바란다.

- 지금쯤이면 하루 이틀 몸에 맞는 식단을 경험했을 테니 체중을 줄이고 싶을 때면 언제든지 그 식단을 따르면 된다. Day 8이 되면 4~5일은 몸에 맞는 식단을 경험한 상태일 것이다. 이제 당신은 몸의 자연스런 항상성을 회복하는 방법을 안다. 건강해지려고 노력하면, 몸은 응답한다. 몸이 그걸 원하니까 말이다.

- 체중계의 숫자는 데이터일 뿐이라는 것을 기억하라. 우리는 당신의 몸이 음식에 대해 화학적으로 반응하는 방식을 알아낼 것이다. 그리고 이 정보는 남은 생애 동안 도움이 될 것이다. 플랜에서는 설명할 수 없는 체중 증가란 없으며, 그 사실이 커다란 위안이 될 거라 믿는다. 매일매일 몸에 대해 새로운 것을 배우

게 될 것이다. 실수란 존재하지 않고, 미래의 성공에 밑거름이 될 교훈만 있다는 걸 명심하라. 자신에게 맞지 않는 음식을 찾았으면 항상 자신에 맞게 식단표를 수정할 수 있다. 20일이 지나면, 체중 감량이라는 목적지에 도달할 수 있는 지도를 손에 쥐고 있을 것이다.

몸이 보내는 신호 읽기

당신은 반응이 일어났다는 신호를 이미 알고 있다. 체중이 늘고, 만성 질환이 심해지거나 피부가 뒤집어지고 관절 통증이 나타나는가 하면 소화장애가 오고 우울감이나 극단적인 감정 상태가 된다. 이와 더불어 불면증, 호르몬 불균형, 피로감 등도 체내에서 화학반응이 제대로 이루어지지 않았다는 신호다. 식사를 하고 난 후 갑자기 두통이 생기거나, 피곤하거나, 몇 시간 전에 없던 눈밑 지방이 거울에 보이면 안 된다. 고객 한 명은 돼지고기를 테스트한 후 더부룩하고 졸음이 왔다며, 반응을 일으킨 것인지 알고 싶어 했다. 그렇다. 100% 반응이다. 아프거나 통증이 생기거나, 평소와 다르게 몸 상태가 좋지 않다면, 틀림없이 반응이 일어난 것이다. 일단 치유 과정에 들어선 몸은 무수히 많은 신호를 보낸다. 당신은 몸이 보내는 이 신호들을 아주 빨리 알아차리기 시작할 것이다. 그리고 체중을 감량하는 법뿐 아니라 그 밖에 많은 것들을 배우게 될 것이다.

플랜은 체계적이기 때문에 하루에 대략 220g씩 빠져 어느 지점에 이르면 몸 상태가 아주 좋아진다. 이보다 덜 빠지거나 건강에 부정적인 반응을 경험한다면, 아래 목록에 설명한 네 가지 이유 중 하나 때문이다. 플랜의 핵심은 몸과 대화하는 법을 배우는 일이다. 그러한 탐구의 과정에서, 반응의 원인을 쉽게 알아내고 현명한 선택을 하도록 내가 도울 것이다.

반응을 일으키는 이유

- **수분 섭취 권장량을 채우지 못했거나, 저녁 7시 30분 이후 물을 마셨다**

반응의 원인을 찾기 위해 항상 첫 번째로 살펴볼 사항이다. 수분이 470ml 모자랄 때마다 몸은 240ml의 수분을 내보내지 않고 잔류시킨다. 더구나 체내에 수분이 부족하면 염증 반응이 악화되기 때문에 아주 미약한 반응을 일으키는 식품을 먹어도 염증 반응이 악화될 수 있다. 너무 많이 마시거나, 저녁 7시 30분 이후(또는 잠들기 서너 시간 전)에 마시면 거의 예외 없이 체중계에 수분의 무게가 반영된다. 7시 30분 이후에 물을 절대로 마시면 안 되는 걸까? 그건 아니다. 하지만 테스트 기간에는 피하는 게 최선이다. 다른 변수가 없어야 몸에 맞는 음식과 맞지 않는 음식을 정확하게 가려낼 수 있다. 갈증이 계속 난다면 수분이 세포조직까지 제대로 적시지 못한다는 뜻이다. 이럴 때는 낮 동안 마시는 물에 약간의 레몬즙을 넣으면 깔끔하게 해결된다. 레몬즙이 물을 알칼리성으로 만들고 비타민 C가 수분 수치를 높이기 때문이다.

- **나트륨을 너무 많이 섭취했다** 나트륨은 염증을 악화시키고, 수분 정체를 일으킨다. 플랜에서는 하루 나트륨 섭취량은 1,500mg을 지킨다. 식단표를 지키고 천일염을 약간 넣는 정도로는 문제가 안 된다. 대체로 나트륨 섭취가 과한 경우는 외식할 때다. 고급 음식점, 분식집, 패스트푸드점 어느 곳이든 소금을 많이 넣기 때문이다. 몸에 맞는 음식만 주문해 먹었는데 살이 쪘다면, 그 식당이 소금을 지나치게 사용한 것이므로 다시는 가지 않는 게 좋다.

- **운동을 지나치게 했다** 한 주에 4회 이상 운동을 하거나 심한 운동은 체내에 염증 상태를 초래할 수 있어 역효과이며, 체중 감량을 방해할뿐더러 체중을 늘릴 수도 있다.

- **반응을 일으키는 음식을 먹었다** 위에 열거한 이유가 아니라면, 틀림없이 반응을 일으키는 음식이 범인이다. 테스트하는 날에는 한 가지 음식만 추가하므로 어떤 음식이 반응을 일으키는지 정확히 알 수 있다. 수분과 나트륨의 섭취량을 지키고 운동 지침을 따른다면, 답을 얻을 것이다.

어떤 음식에 반응을 보인다면, 그다음 날을 '테스트 없는 날'로 정해 몸을 회복하라. 테스트 없는 날에는 몸에 맞는다고 판명된 음식만 먹는다. 몸이 염증 상태일 때는 새로운 음식을 테스트했을 때 정확한 결과가 나오기 힘들다. Day 6에서 Day 20까지 진행하는 동안 테스트 중간 중간에 항상 테스트 없는 날이 있다.

자료 이용하기

기억해야 할 중요한 사항은, 테스트 결과 어떤 음식이 반응을 일으켰다고 다시는 먹지 못한다는 의미는 아니라는 것이다. 염증 반응이 심하지 않으면(생리적인 반응 없이 증가한 체중이 227g 이하인 경우) 계속 진행하라. 가끔씩, 이를테면 7~10일에 한 번 그 음식이 먹고 싶어질지 모른다. 다만 그다음 날 반응을 일으키지 않는 음식만 먹어 몸이 염증을 회복하도록 하라. 염증 반응이 매일 계속되면 건강이 나빠지고 체중이 늘기 시작한다.

체중이 늘거나 신체 증상이 나타나는 등의 반응이 더욱 심하게 나타나면 당장 그 음식을 중단하고 3~6개월 후에 다시 테스트하라. 반응을 일으키는 음식을 제거하면 염증이 줄어 몸이 치유된다. 이는 때로 첫 번째 테스트에서 반응을 보였던 음식이 반응을 보이지 않을 수도 있다는 의미다(그래서 알레르기와 민감성 검사를 할 때마다 혈액검사 결과가 매번 다르게 나올 수 있다). 항상 체중계를 몸의 반응을 알 수 있는 측정 도구로 삼아라. 언제나 그 음식에 반응을 일으킬 가능성이 매우 크므로, 체중 변화 기록을 보고 그 음식을 얼마나 자주 먹을지 결정하는 게 중요하다(나는 보통 두 달에 한 번 이하로 권하지만, 자신에 가장 잘 맞는 방식을 찾아보라).

심한 반응을 일으키는 음식이 있다면, 무조건 피하는 게 상책이다. 염증은 몸에 쌓이기 때문에, 반복적으로 염증이 발생하면 건강과 체중의 문제가 걷잡을 수 없이 커진다. 더부룩하거나 가스가 차는 증상과 같은 소화기 문제가 나중에 과민대장증후군으로 발전할 수 있다. 조금 늘던 체중이 확 늘고, 조금 높았던 콜레스테롤 수치가 심하게 올라간다. 거기다 심장의 건강이 위협받는다. 먹으면 아프고 살이 찌는 음식을 계속 먹을 이유가 있을까?

반가운 소식이 있다. 일단 몸이 반응을 일으킨다고 인식한 음식은 대체로 더 이상 구미가 당기지 않는다. 건강하게 먹으면 미각이 변한다. 지금은 믿기지 않겠지만, 그런 일을 수없이 봐왔다. 30대 후반인 켄과 제니 부부는 플랜을 무사히 마쳤다. 20일이 끝나는 날, 그들은 자축도 할 겸 좋아하는 피자집에 갔다. 피자를 한 입 맛본 그들은 피자집을 급히 나와버렸다. 더 이상 피자가 맛있지 않았던 것이다. 42세인 헬레나는 오믈렛을 좋아해서, 달걀을 테스트했다. 다음 날 몸무게가 2.7kg이나 늘었다. 흥미로운 사실은 달걀을 먹는 동안 그 냄새가 조금 역겨웠다는 점이다. 전에는 한 번도 그런 적이 없었는데 말이다. 이런 일이 일어나면, 몸이 신호를 보낸다는 뜻이니 귀를 잘 기울여라. 여기서 기억할 사항은 음식에 대해 걱정할 필요가 없다는 것이다. 건강을 개선하려고 노력하면 몸이 알아서 식욕을 좋은 방향으로 끌고 간다.

운동과 플랜

32세인 캐런은 7kg을 빼기 위해 미친 사람처럼 운동을 했다. 트레이너인 남편은 살을 빼려면 운동을 더 하고 열량의 섭취와 소모의 비율을 확실히 계산해야 한다고 끊임없이 말했다. 하지만 그 방식은 통하지 않았고, 캐런의 체중은 해가 갈수록 꾸준히, 서서히 늘었다. 게다가 없던 두통이 자주 찾아왔다. 그리고 아기가 생기지 않아 임신을 위해 노력 중이었다. 제대로 풀리는 일이 없던 캐런은 힘든 시간을 보내고 있었다.

캐런은 나를 찾아와 도움을 청했다. 우리의 권유에 따라 그녀는 운동량을 일주일에 서너 번으로 줄이고 플랜을 시작했다. 한 달 안에 그녀는 5kg 넘게 살을 뺐고 두통이 사라졌다. 무엇보다 좋은 일은, 3개월 후에 임신을 했다.

캐런처럼 많은 사람이 운동을 많이 할수록 살이 더 빠진다고 믿는다. 건강 전문가들이 그렇게 말하기 때문이다. 하지만 인체의 화학작용을 과학적으로 연구해보면 그 말은 사실이 아니다. 과도한 운동은 몸에 스트레스를 준다. 운동을 매일 하면, 인체는 힘든 일을 하기 위해 더 많은 칼로리를 비축하라는 메시지를 받는다. 몸은 얼마나 많은 에너지가 필요한지 모르기 때문에, 몸에 설정된 에너지 요구량에 맞춰 더 많은 열량을 비축해 미래의 생존에 대비한다. 운동을 계속 하면 살이 빠지지 않는 이유가 바로 그 때문이다.

오해는 마라. 나는 올바르고 적절한 운동을 적극 찬성한다. 운동이 중요한 이유는 아주 많다. 몇 가지 예를 들면, 심혈관 건강, 스트레스 해소, 기분 상승, 골밀도, 행복감, 자신감 등에 좋다.

여기서 중요한 건 '올바르고 적절한'이다. 스트레스를 해소하기 위해 운동을 한다면 좋다. 현명한 생각이다. 하지만 살을 빼기 위해 열심히 운동을 한다면 아마 효과가 없을 것이다. 몸은 운동할 때가 아니라 회복하는 중에 에너지를 가장 많이 소모한다. 운동하는 중에 소모되는 열량은 얼마 되지 않는다. 하지만 수면 중이나 깊은 회복을 할 때는 1kg 가까이 빠진다. 보디빌더와 운동선수들은 근육을 키우려면 휴식의 시간이 필요하다는 걸 안다.

우리는 운동을 일주일에 4회로 제한한다. 우리가 발견한 바로, 일주일에 6회 계속 운동하는 사람은 일주일에 4회 운동하는 사람보다 살 빠지는 속도가 25% 느리기 때문이다. 게다가 많이 운동하는 사람은 건강 상태가 빨리 좋아지지 않는다. 건강해지기 위해 식단에 그토록 많은 노력을 기울이는데, 운동을 너무 많이 해서 망친다면 애석한 일이 될 것이다.

어떤 운동이 자기 몸에 가장 잘 맞고, 어느 정도의 빈도수와 강도, 지속 시간이 적절한지 아는 일은 정말로 중요하다. 운동의 종류와 지속 시간은 음식처럼 테스트가 가능하다. 하루 날을 잡아, 몸에 맞는 음식만 먹는 일은 똑같이 하되 운동을 추가하라. 이 내용은 3부에서, 그리고 5부의 '5일간의 자가 테스트'에서 상세히 다룰 것이다. 테스트하기 전까지 당분간은 일주일에 4회 이하로 30분의 유산소 운동을 하거나, 같은 시간과 빈도수로 약한 근육 운동과 요가를 권한다.

테스트 기간에 지켜야 할 기본 사항

해독 기간에 그랬듯이, 매일 아침 일어나자마자 체중을 기록하고 간 해독 영양제나 차를 마신다. 매일 마시는 물의 양은 여전히 체중과 활동 수준에 따라 계산된다. 그리고 매일 식단에 대한 지침은 동일하다.

- 정해진 식단표를 변경하거나, 빼거나, 대체하지 말고 최대한 철저히 따르라. 모든 식단을 몸의 화학작용을 고려해 짰다는 걸 잊지 마라.
- 식사 시간과 간식 시간에만 먹도록 하라. 중간에 배가 고프다면 탈수 현상일 가능성이 크므로, 잊지 말고 물을 마셔라.
- 아침, 점심, 저녁에 배가 부를 때까지 먹어라.

테스트를 성공적으로 실시하기 위해서 테스트 음식을 가능한 집에서 해 먹어라. 외식은 Day 18에 할 수 있다. 식당에서는 몸에 맞는 음식을 주문해 테스트해야 하므로(나트륨이 데이터를 망칠 수 있기 때문에, 식당에서 새로운 음식을 테스트하면 안 된다), 그 전에 집에서 몸에 맞는 음식을 최대한 먹어보기 바란다.

집에서 먹을 수 있는 기간이 17일 미만이라면 Day 18(식당 테스트 날)은 20일 중 어느 날을 선택해도 괜찮다. 달리 말하면, Day 9에 식당에서 저녁을 먹어야 한다면 Day 18의 식단을 이용할 수 있다. 하지만 외식할 때 몸에 맞는 음식만을 주문하기 위해서는 자신에게 맞는 음식이 무엇인지 잘 알고 있어야 한다. 식당 음식이 테스트에 통과하면, 테스트 다음 날 이어서 플랜을 다시 시작하면 된다. 나트륨 때문에 수분이 과하게 정체된다면, 하루를 쉰 다음 다시 시작하라. 식당 음식을 테스트하는 방법은 'Day 18에는 이렇게!' 편에 자세히 나온다. 주의할 사항이 있다. 날짜를 바꾸는 일은 Day 18에만 적용된다. 그 밖의 모든 날은 순서를 제대로 지키는 게 최선이다.

> 나는 꾸준히 운동을 했고 세 번의 임신을 거치면서도 체중의 변화가 없었지만, 쉰두 살이 되니 3~4kg이 늘어 배가 부풀어 오른 머핀 같았다.
>
> 고혈압과 콜레스테롤은 위험한 수치에 다다랐고 만성 변비가 있었다. 당혹스럽고 절망스러웠다. 더 이상 아무것도 통하지 않는 것 같았다. 완연한 갱년기에 접어든 나는 그저 나이가 들면서 여자에게 일어나는 일이니 어쩔 수 없다고 여겼다.

웨딩플래너인 나는 일로 인한 스트레스가 심했고 그걸 음식으로 풀었다. 대부분 건강식이라고 여겼지만, 사실은 그렇지 못했다. 내가 평소에 먹는 식단에 소금과 설탕이 얼마나 들어가는지 잘 몰랐고, 몸에 좋다고 복용하는 영양제도 내게 맞는 것이 아니었다.

플랜을 시작하고 며칠은 힘들었지만, 곧 놀라운 일이 벌어졌다. 기분이 좋아지고, 행복감과 활력이 느껴졌다. 살맛이 났다. 일을 잘 하기 위해서도 이런 기분은 꼭 필요했다.

식생활이 바뀌자 여러 가지 면에서 삶이 바뀌었다. 늘었던 몸무게가 빠졌고, 무엇보다도 단 20일 만에 혈압이 떨어지고 콜레스테롤 수치가 25나 내렸다.

가끔 피자나 맥주도 즐기지만, 절실해서가 아니라 좋아해서다. 더구나 플랜을 하면서 매일 초콜릿이며 적포도주를 먹을 수 있고, 커피에 크림을 넣어도 마음에 걸릴 게 없다. 내게 이제 음식이란 생존이나 보상을 위한 것이 아니다. 캐서린, 53세

DAY 4
치즈

평소에 커피, 초콜릿, 포도주를 즐긴다면 오늘부터 다시 즐겁게 먹을 수 있다.

기상 시 Wake up

- 몸무게를 재 플랜 일지에 기록한다.
- 레몬즙을 넣은 신선한 물을 470ml 마신다(몸무게를 재고 난 뒤).
- 간 영양제를 복용하거나 민들레차를 한 컵 마신다(둘 다 해도 괜찮다).

아침 Morning

- 여성 : 아마씨 그래놀라 1컵, 블루베리 1/2컵, 사과나 배 1/2개
- 남성 : 아마씨 그래놀라 1.5컵, 블루베리 1컵이나 사과나 배 1개
- 실크코코넛밀크나 라이스드림

점심 Lunch

- 시금치와 호박씨와 염소 치즈 28g, 이탈리안 겨울 채소 모듬 구이(여성은 1컵, 남성은 2~3컵)

간식 Snack

▸ 당근에 집에서 만든 후무스 6작은술 또는 아몬드 버터(여성은 1~2작은술, 남자는 3~4작은술)를 곁들인다.

저녁 Evening

▸ 망고 오이 살사를 얹은 닭고기

▸ 아루굴라와 당근, 아보카도 1/4개로 만든 샐러드(Day 5에도 먹을 수 있도록 넉넉히 만들어라.)

▸ 찌거나 살짝 볶은 브로콜리에 오렌지유를 뿌린 것과 칠리 플레이크

디저트 Dessert

▸ 다크 초콜릿 28g 또는 휘핑크림을 얹은 계피 과일 조림(185쪽)

물 Water

▸ 하루 수분 섭취량을 반드시 채우되 7시 30분까지만 마셔라.

Day 4에는 이렇게!

- **커피** 커피를 좋아하는 사람들이여, 커피를 즐겨라. 아침에 커피 한 잔을 마시며 느끼는 기분은 무척 좋다. 그렇지만 아침이 아닌 시간에 커피를 마시면 체중이 늘 수 있다. 따라서 아침에만 커피를 마셔야

플랜의 목적을 최대로 달성할 수 있다. 가능하면 카페인을 제거한 커피는 마시지 말고 많이 볶아 산성이 약한 커피를 마시도록 하라.

커피에 설탕을 넣고 싶으면 넣어라. 아무 문제 없다. 꿀도 마찬가지다. 하지만 인공 감미료는 피하라. 인공 감미료는 독소가 많고 체중 감량을 방해하며 건강을 해친다.

우유(반응을 잘 일으킨다)도 테스트하기 전까지는 일단 피하라.

- **치즈** 우유, 요구르트, 치즈는 반응을 일으키는 정도에 따라 테스트 순서를 정한다. 그러므로 가장 반응을 일으키지 않는 염소 치즈를 먼저 테스트한다. 염소 체다 치즈와 염소 고다 치즈는 맛이 좋고 파는 곳이 많다.

- **포도주** 한 잔의 포도주는 긴장을 푸는 데 아주 좋다. 플랜 식단표에 포함된 적포도주는 건강 개선뿐 아니라 체중 감량에도 특효다. 힘들었던 하루 일과를 마치고 나면, 심신에 쌓인 긴장으로 예민해지고 소화력이 떨어지는 사람들이 많다. 스트레스는 우리 사회에서 커다란 문제로 작용하며, 스트레스 호르몬인 코티졸은 체중 감량을 방해하기로 악명이 높다. 포도주는 스트레스를 줄여, 결과적으로 코티졸 수치를 낮춘다. 몸의 긴장이 풀리면 소화가 잘 되고, 소화가 잘 되면 살이 더 잘 빠진다. 포도주는 이뇨제 역할을 하므로 인체에 남은 수분을 쓸어 내보낸다. 적포도주는 내장 안에 사는 유익균의 균형을 조절하므로 프로바이오틱스처럼 소화기 건강에도 좋다. 그리고 대장균, 살모넬라, 황색포도상구균, 폐렴간균과 같은 세균을

죽인다고 입증되었다.

- **초콜릿** 나는 다크 초콜릿을 그것도 매일 먹을 수 있다고 말했을 때 사람들이 기뻐하는 모습을 좋아한다. 처음에는 28g으로 시작해서 나중에 양을 늘려 테스트할 수 있다. 흥미롭게도, 초콜릿을 매일 먹을 수 있으면 초콜릿에 탐닉할 필요를 느끼지 못한다. 한 가지 조건이 있다면, 반드시 카카오 함유량이 65% 이하인 초콜릿을 먹으라는 것이다. 카카오 함유량이 그보다 높으면 산성이 너무 강해, 염증과 위산 역류를 유발할 수 있다. 견과류가 든 초콜릿을 원한다면 나중에 테스트하기 전까지는 아몬드가 든 것만 먹어라.

효모를 주시하라

오늘 포도주나 초콜릿, 식초를 다시 먹는다면, 내일 아침 꼭 혀를 관찰해 효모가 반응을 일으켰는지 확인하라. 혀에 백태가 꼈다면 효모가 과잉증식했다는 표시니, 다시 테스트할 때까지 일주일간 식초와 포도주 또는 초콜릿을 피하라(포도주와 초콜릿을 둘 다 끊지는 말자. 우리는 그런 방식으로 즐거움을 빼앗지 않는다).

DAY 5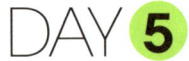

호밀

Day 5에 호밀을 테스트한다. 호밀은 밀과 구조가 매우 흡사하고 소화를 돕는 프리바이오틱을 함유하므로 쌀을 제외한 곡물 중 첫 번째로 테스트한다.

우리가 테스트하는 호밀 크래커는 빵보다 나트륨과 효모가 훨씬 적다. 게다가 포만감을 준다. 사람들은 어떤 종류의 호밀 크래커를 사야 하는지 자주 물어온다. 도정한 호밀이 좋지만, 상표에 따라 반응 정도에는 차이가 없다.

기상 시 Wake up

- 몸무게를 재 플랜 일지에 기록한다.
- 레몬즙을 넣은 신선한 물을 470ml 마신다(몸무게를 재고 난 뒤).
- 간 영양제를 복용하거나 민들레차를 한 컵 마신다(둘 다 해도 괜찮다).

아침 Morning

- 여성 : 아마씨 그래놀라 1컵, 블루베리 1/2컵, 사과나 배 1/2개
- 남성 : 아마씨 그래놀라 1.5컵, 블루베리 1컵이나 사과나 배 1개

▶ 실크코코넛밀크나 라이스드림

점심 Lunch

▶ Day 4 저녁에 남겨 두었던 샐러드에 염소 치즈를 곁들인다.

▶ 매콤한 채소 수프

간식 Snack

▶ 여성 : 호밀 크래커 1개와 생 아몬드 버터 1~2큰술, 사과 1/2개

▶ 남성 : 호밀 크래커 2개와 생 아몬드 버터 3~4큰술, 사과 1개

저녁 Evening

▶ 아루굴라와 매운 살구 글레이즈를 바른 닭고기

▶ 양파와 바질을 넣고 살짝 볶은 호박에 오렌지유와 만체고 치즈 가루 2큰술을 뿌린다(Day 6 점심에도 먹을 수 있도록 넉넉히 만들어라).

▶ 해바라기씨를 넣은 비트 당근 샐러드

디저트 Dessert

▶ 다크 초콜릿 28g 또는 휘핑크림을 얹은 계피 과일 조림

물 Water

▶ 하루 수분 섭취량을 반드시 채우되 7시 30분까지만 마셔라.

Day 5에는 이렇게!

호밀 테스트를 통해 밀가루에 대한 몸의 저항성을 알 수 있다. 밀가루에 대한 민감도를 아는 일은 매우 중요하므로, 호밀 테스트는 중심적인 역할을 한다. 플랜의 목적에 따르면, 호밀은 '관문'이 되는 곡식이다. 호밀 테스트를 통과한다고 반드시 빵과 다른 곡식이 몸에 맞는다고 단언할 수 없지만, 가능성은 높아진다.

DAY 6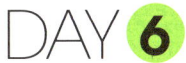

단백질

Day 6에 단백질을 테스트한다. 지금은 닭고기와 몇 가지 식물성 단백질이 몸에 맞지만, 인체는 반복되는 자극에 둔감해지기 때문에 단백질을 몇 종류 더 추가하기 바란다. 체중 감량과 건강 개선을 위해 여러 가지 단백질을 바꿔가며 먹어라. 새로운 단백질을 테스트하는 일이 두려워 몸에 맞는 단백질 몇 가지만 계속 먹는 사람들이 있다. 몸은 운동이 그렇듯이 반복적으로 먹는 음식에 반응을 일으킨다. 정체기를 맞거나 음식이 반응을 일으킬 가능성을 피하기 위해 자극을 계속 바꿀 필요가 있다. 그러면 꾸준히 원하는 결과를 얻을 것이다.

처음에는 아래와 같이 반응을 가장 적게 일으키는 동물성 단백질을 테스트한다.

기상 시 Wake up

- ▸ 몸무게를 재 플랜 일지에 기록한다.
- ▸ 레몬즙을 넣은 신선한 물을 470ml 마신다(몸무게를 재고 난 뒤).
- ▸ 간 영양제를 복용하거나 민들레차를 한 컵 마신다(둘 다 해도 괜찮다).

아침 Morning

- 여성 : 아마씨 그래놀라 1컵과 허용된 과일(블루베리 1/2컵이나 사과나 배 1/2개)
- 남성 : 아마씨 그래놀라 1.5컵과 허용된 과일(블루베리 1컵이나 사과나 배 1개)
- 실크코코넛밀크나 라이스드림

점심 Lunch

- Day 5 저녁에 남은 호박과 아기 로메인 상추
- 여성 : 호밀 크래커 1개와 집에서 만든 후무스 1~2큰술
- 남성 : 호밀 크래커 2개와 집에서 만든 후무스 3~4큰술

간식 Snack

- 여성 : 허용된 과일 1/2개와 생 아몬드 작은 한 줌
- 남성 : 과일 1개와 생 아몬드 작은 한 줌

저녁 Evening

- 여러 가지 녹색 채소와 함께 먹을 단백질을 아래에서 고른다.

  자연산 흰살 생선, 스테이크, 양고기, 오리고기, 달걀, 구운 호박, 케일, 만체고 샐러드(Day 7 점심에도 먹을 수 있도록 넉넉히 만들어라)

디저트 Dessert

▶ 다크 초콜릿 28g 또는 휘핑크림을 얹은 계피 과일 조림

물 Water

▶ 하루 수분 섭취량을 반드시 채우되 7시 30분까지만 마셔라.

Day 6에는 이렇게!

다음은 단백질에 관한 정보다.

- **소고기** 소고기가 안 좋다고들 하지만, 우리가 발견한 바로는 인체에 아주 잘 맞고 생선보다도 반응을 적게 일으킨다. 문제는 얼마나 자주 먹느냐다. 소고기는 소화하기 힘들 수 있기 때문에 일주일에 한 번 정도가 좋다. 첫 번째 단백질 테스트로 소고기를 선택한다면 반드시 닭고기도 좋아해야 한다. 동물성 단백질로 이 두 고기를 주로 섭취하므로, 소고기를 먹지 않는 날은 닭고기를 대신 먹어야 하기 때문이다.

소고기 부위에 따라 반응의 정도가 다른지 많이들 묻는데, 우리는 큰 차이를 발견하지 못했다. 그러니 가장 좋아하는 부위를 선택하라. 다만, 옆구리살 스테이크는 대개 양념에 재우기 때문에 나트륨이 과도하지 않도록 주의해야 한다. 개인적으로 나는 기름기 많은

부위를 좋아하는데, 맛이 좋아서다.

스테이크는 약간 덜 익히는 것이 가장 좋다. 단백질 안에 든 지방은 불안정하고, 더 익힐수록 반응을 일으키기 쉽다는 점을 기억하라. 따라서 스테이크를 완전히 익혀 먹는 걸 좋아한다면, 안심처럼 살코기가 많은 부위가 좋다.

- **양고기** 양고기는 냄새 때문에 엄두를 못내는 사람이 많지만, 일반 햄버거와 양질의 양고기 버거 사이에 맛 차이를 느끼기는 힘들 것이다. 그리고 소고기와 달리 양고기는 일주일에 세 번까지 먹을 수 있다.

  소고기와 양고기의 가장 큰 차이는 양고기가 소화가 더 잘 된다는 점이다. 따라서 밀도 높은 단백질을 좋아한다면, 양고기 버거가 제격일 것이다.

- **생선** 마흔을 넘긴 사람들은 대부분 생선이 잘 맞지 않는다. 생선의 종류에 따라 40% 이상이 반응을 일으키고, 일주일에 2회 이상 먹으면 체중이 줄지 않는 경우가 흔하다. 우리 고객 중에는 부분 채식주의자들이 많아, 다른 단백질 공급원을 고려하지 않으면 체중 감량이 어렵다.

  처음에는 몸에 무리가 가지 않도록 반응을 가장 덜 일으키는 자연산 흰살 생선을 테스트한다. 양식 생선에는 독성 물질이 가득하다. 양식 생선을 광범위하게 분석한 결과, 발암물질로 널리 알려진 오염물질이 고농도로 들었다고 밝혀졌다. 또한 생선의 조직에 수은과 양식에 필요한 화학물질이(항생제, 살충제, 구충제, 호르몬 등) 높은 수치로 들어 있다고 한다. 몸은 이러한 화학물질을 독소가 침입했다고 인식해 염증 반응으로 물리치려 한다.

양식이 아닌 경우 도미, 가자미 등 어느 생선이든 선택할 수 있다. 참치, 황새치 등은 처음에는 피하라. 나중에 테스트할 수 있다.

- **달걀** 달걀은 반응을 일으킬 가능성이 생선과 비슷하지만, 생선과 달리 이틀에 한 번 먹어도 괜찮다. 매일 먹는다면 테스트가 훨씬 힘들어진다. 달걀을 완숙으로 삶는 것만 제외하고, 오믈렛이나 프라이, 스크램블드처럼 단순한 레시피를 이용해보라. 달걀에 강한 열을 가하면 단백질이 변성해 반응을 일으킬 가능성이 커진다.

- **오리고기** 오리는 닭고기만큼 반응을 잘 일으키지 않기 때문에 몸에 맞는 음식 목록에서 두 번째 자리를 차지할 만하다. 게다가, 중국 의학에서는 오리가 부종과 다양한 호르몬 문제에 효과가 있다고 알려져 있다.

  오리가슴살은 닭가슴살과 비슷해서 요리하기가 쉽다. 4부에서 소개되는 소스 중 하나로 오리고기를 재운 다음, 풍미를 위해 재빨리 팬에 구워낸 후 기름을 제거하고 먹어라.

- **콩** 콩은 반응을 적게 일으키는 식품은 아니지만, 동물성이 아닌 식물성 단백질을 선호하는 사람들을 위해 Day 6에 선택 사항으로 수록했다. 35세가 넘으면 식물성 단백질을 소화하기가 더 힘든 것 같다. 하지만 우리는 채식주의자와 완전 채식주의자들을 많이 접하면

서 그들에게 맞는 단백질을 찾는 데 성공했다.

대부분의 사람들이 알지 못하는 콩에 대한 흥미로운 사실은, 완전 단백질을 이루기 위해 한 끼에 콩과 쌀을 함께 먹을 필요가 없다는 것이다. 건강과 체중 감량에 도움이 되는 완전 단백질은 플랜의 목적에 맞아떨어지지만, 콩과 쌀을 함께 먹으면 문제가 생길 소지가 있다. 24~36시간이 지나야 콩과 쌀이 결합해 완전 단백질이 된다. 병아리콩 테스트를 통과했다면 얼룩덜룩한 강낭콩을 테스트할 것을 권한다. 당분간 반응을 잘 일으키는 검은 콩은 피하라.

DAY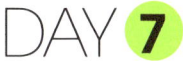

테스트 없는 날

플랜을 시작하고 며칠이 지나면 테스트를 하루 쉰다. 지금부터는 음식의 반응 수준이 점점 높아지므로, 이틀에 한 번 쉬어 몸을 회복시킨다.

기상 시 Wake up

- 몸무게를 재 플랜 일지에 기록한다.
- 레몬즙을 넣은 신선한 물을 470ml 마신다(몸무게를 재고 난 뒤).
- 간 영양제를 복용하거나 민들레차를 한 컵 마신다(둘 다 해도 괜찮다).

아침 Morning

- 여성 : 아마씨 그래놀라 1컵과 허용된 과일
- 남성 : 아마씨 그래놀라 1.5컵과 허용된 과일
- 실크코코넛밀크나 라이스드림

점심 Lunch

- Day 6 저녁에 남은 구운 호박, 케일, 만체고 샐러드

- 매콤한 채소 수프

> **강력한 호박씨**
>
> 호박씨에는 약 28g 당 단백질이 9g 들어 있다. 호박씨는 아연이 풍부해 면역력 향상에 중요하며 전립선 건강에 좋다. 호박씨는 바쁠 때 쉽고 저렴하게 샐러드나 샌드위치에 단백질을 재빨리 보충할 수 있는 방법이기 때문에 우리 고객들은 모두 호박씨를 항상 싸 가지고 다닌다.

간식 Snack

- 무염 감자칩 28g

저녁 Evening

- 아루굴라와 레몬 마늘 소스를 뿌린 닭고기
- 살짝 볶은 채소(근대, 브로콜리, 당근, 호박, 양파, 표고버섯)를 마늘과 허브, 오렌지유로 버무린다(Day 8에도 먹을 수 있도록 넉넉히 만들어라).

디저트 Dessert

- 다크 초콜릿 28g 또는 휘핑크림을 얹은 계피 과일 조림

물 Water

▶ 하루 수분 섭취량을 반드시 채우되 7시 30분까지만 마셔라.

Day 7에는 이렇게!

플랜을 진행하면서 필요하다고 느낄 때는 언제든지 테스트 없는 날을 선택할 수 있다. 다음과 같은 경우에 플랜을 하루 중단하면 좋다.

- **음식이 반응을 일으켜 몸에 증상이 있을 때** 몸이 치유할 수 있도록 플랜을 중단하라.
- **몸무게가 늘었을 때** 테스트 없는 날은 언제나 몸을 원래 상태로 되돌리기에 좋다. 우리는 체중이 늘었을 때는 절대로 테스트하지 않는다. 체중 증가는 몸이 염증 상태에 있으며 테스트하면 반응을 일으킬 가능성이 크다는 신호이기 때문이다. 연거푸 염증 상태에 놓이게 한다면 몸에게 불친절한 일일뿐더러 체중 감량이나 건강에 도움이 되지 않는다. 우리가 몸에게 친절하게 대할 때 몸도 친절하게 응답한다.
- **특별히 바쁘고 스트레스가 많은 날** 스트레스는 스트레스 호르몬인 코티졸 수치를 높여 체중 감량을 방해한다. 물론 정신과 육체 건강에도 악영향을 끼친다.

3부에서 나만의 식단을 짜는 방법을 배우기 전까지, 나머지 기간 동안 매일의 식단표를 어기지 않기 바란다(중간에 몸에 맞는 음식만 먹는 '테스트 없는 날'을 언제든지 끼워 넣을 수 있다. 그날의 식단표를 잘 지킨다면 말이다). 인체가 화학적으로 균형을 유지하면 영양소를 적절히 흡수해 체중이 감소한다.

일부 고객들은 Day 7 식단표의 감자칩을 보고 우려를 표명한다. 감자칩을 먹지 않아야 살을 뺄 수 있다는 고정관념에 사로잡혀 있기 때문이다. 하지만 플랜에서는 감자칩을 허용할 뿐 아니라 권장한다.

감자는 칼륨의 공급원으로 잘 알려져 있다. 칼륨은 나트륨 배출을 돕기 때문에 체중 감량에 중요하다. 게다가 감자를 먹으면 정서적으로 만족감을 느낀다. 사람들은 칼륨을 섭취한다고 바나나를 엄청나게 먹어대지만, 살을 찌우는 전분과 당분이 많은 바나나보다 감자칩에 칼륨이 더 많다.

바삭한 음식을 즐기고 싶은 욕구 때문에 건강에 좋다고 여기며 전자레인지용 팝콘을 먹는 사람들이 많다. 하지만 안타깝게도 전자레인지용 팝콘에는 발암물질이 들어 있다. 팝콘 봉지 안쪽 면에 함유된 독성 화학물질이 전자레인지처럼 높은 열에 노출될 때 팝콘에 스며들기 때문이다. 공기 중에서 터지는 일반 팝콘조차 대부분 유전자 조작GMO 옥수수로 만들어지는데, 옥수수는 반응을 일으킬 확률이 90%이기 때문에 문제가 될 수 있다. 갑자기 감자칩이 그리 무섭지 않게 느껴지는가?

그렇다고 감자칩을 무턱대고 많이 먹으라는 얘기가 아니다(여성은

28g, 남성은 28~56g을 권한다). 무엇이든 너무 많이 먹으면 좋지 않다. 우리가 원하는 건 영양이 풍부한 음식을 먹고, 즐거운 식생활을 확립하는 일이다. 감자칩 대신 과일 1/2개와 견과류, 혹은 케일칩을 먹어도 좋다. 건강이라는 미명하에 자신을 조였던 고삐를 풀기 원한다면 지금이 적기다.

> **플랜 3~4주차**
>
> Day 8에서 Day 14 동안에는 반응을 잘 일으키는 음식들을 테스트하기 때문에 끊어야 하는 음식들이 몇몇 생겨나기 시작한다. 하지만 두 가지를 기억해야 한다. 첫째, 음식을 점점 많이 테스트할수록 몸에 맞는 음식들이 식단표에 더 많이 추가된다. 둘째, 몸에 맞지 않는 음식도 있겠지만, 좋아하는 음식 중에 많은 음식이 몸에 맞는다. 그리고 그 밖에 많은 음식들이 몸에 맞을 것이다.
>
> 플랜 3주차에는 마법 같은 일이 벌어진다. 예를 들어 Day 14에 테스트 후 반응을 일으켜 체중이 늘었다 해도 큰 문제가 아니라는 걸 깨닫기 시작한다. 왜냐하면 Day 15에 몸에 맞는 음식만 먹으면 체중을 되돌릴 수 있기 때문이다. 이제 자신에게 맞고 맞지 않는 음식을 가리는 테스트를 계속하며 체중을 줄이는 방법을 배울 것이다.

DAY

빵

사람들은 탄수화물을 무서워한다. 탄수화물이 무조건 나쁜 건 아니다. 빵도 마찬가지다. 일반적인 빵은 20% 이하로 반응을 일으킨다. 그러므로 먼저 평범한 빵으로 테스트해 몸이 어떻게 반응하는지 관찰하라.

 빵을 처음 테스트하려면, 반드시 아무것도 넣지 않은 흰빵이나 정백하지 않은 밀가루를 섞은 빵을 이용하라. 잡곡빵이나, 배아곡물빵, 섬유소가 많은 빵, 베이글은 안 된다. 베이글에는 글루텐을 훨씬 많이 넣고, 잡곡빵과 배아곡물빵에는 귀리, 옥수수, 수수, 기장, 렌틸콩 같은 곡물을 열 가지 이상 넣기도 한다. 이러한 잡곡이 전부 몸에 맞는다면 좋은 일이다. 하지만 곡물마다 테스트 결과가 다르므로, 적어도 한두 가지 곡물에 반응을 보일 가능성이 크다(옥수수와 귀리는 특히 반응을 잘 일으킨다). 흰빵이나 통밀빵으로 체내에 반응에 대한 기본 바탕을 마련한 후에 다른 빵들을 테스트하라.

기상 시 Wake up

- 몸무게를 재 플랜 일지에 기록한다.
- 레몬즙을 넣은 신선한 물을 470ml 마신다(몸무게를 재고 난 뒤).
- 간 영양제를 복용하거나 민들레차를 한 컵 마신다(둘 다 해도 괜찮다).

아침 Morning

- 여성 : 아마씨 그래놀라 1컵과 허용된 과일
- 남성 : 아마씨 그래놀라 1.5컵과 허용된 과일
- 실크코코넛밀크나 라이스드림

점심 Lunch

- 염소 치즈, 얇게 썬 호박, 호박씨, 아보카도를 곁들인 오픈 샌드위치 (빵 한 조각)
- 여러 가지 녹색 채소와 매콤한 채소 수프

간식 Snack

- 당근에 집에서 만든 후무스, 최대 6작은술 또는 아몬드 버터(여성은 1~2작은술, 남자는 3~4작은술)를 곁들인다.

저녁 Evening

- 시금치와 테스트를 통과한 단백질

▸ Day 7 저녁에 남겨 두었던 볶은 채소

디저트 Dessert

▸ 다크 초콜릿 28g 또는 휘핑크림을 얹은 계피 과일 조림

물 Water

▸ 하루 수분 섭취량을 반드시 채우되 7시 30분까지만 마셔라.

흰밀이냐, 통밀이냐?

나는 흰빵보다 통밀빵이 나은가에 대해 질문을 자주 받는다. 하지만 답은 '그렇지도 않다'는 것이다. 플랜의 식단처럼 평소에 건강하게 먹고 섬유소를 충분히 섭취한다면, 그리고 흰빵을 먹고 기분이 좋아진다면 흰빵이건 통밀빵이건 상관없다. 물론 여행 중이거나 정신없이 바빠 상추라곤 아이스버그 상추밖에 없을 때는 통밀빵을 선택하라. 하지만 곡물과 채소의 섬유소가 풍부한 균형 잡힌 식사를 한다면, 흰빵이 거의 영향을 미치지 않는다.

Day 8에는 이렇게!

빵에 대해서 우리는 아직 모르는 게 많다. 대개 빵을 먹으면 속이 안 좋고 살이 찌는 이유는 빵에 글루텐을 첨가하는 경우가 많기 때문이다. 혹은 옥수수나 귀리처럼 반응을 잘 일으키는 곡물로 만들었거나

엄청난 양의 나트륨을 넣었기 때문이다.

글루텐은 빵 성분 중 가장 소화하기가 힘들다. 글루텐을 많이 넣을수록 소화 문제가 발생할 가능성이 커진다. 편해서 혹은 좋아해서 매일 베이글을 먹으면 글루텐 과민증이 생겨, 모든 빵이 문제라고 생각한다. 그렇지 않다. 빵에 든 것이 문제다.

일반적인 빵, 케이크, 쿠키는 글루텐 함량이 적은 밀가루로 만든다. 따라서 적당히, 예를 들어 주 2~3회 먹으면 대개 문제가 없다. 하지만 피자와 파스타, 베이글은 글루텐 함량이 최대 20% 높다. 빵은 수분 정체를 초래하지만, 그것이 빵에 넣은 물 때문이라면 큰 문제가 아니다. 다음 날 몸에 맞는 음식을 먹고 운동을 하면 바로 빠진다. 신경 쓸 문제는 바로 소화다. 많은 양의 글루텐을 노상 먹으면 소화가 잘 되지 않아, 건강과 체중에 문제가 생기기 시작한다.

많은 사람이 빵을 체중 감량의 '적'이라고 하지만, 어떻게 그런 결론이 나온 걸까? 빵이 문제일까, 반응을 일으킬 확률이 85%인 칠면조 고기를 빵 사이에 넣어 먹은 게 문제일까? 피자 반죽이 문제일까, 산성 토마토소스나 가짜 치즈가 문제일까? 롤빵이 문제일까, 나트륨이 1,300mg이나 들어간 채소 샌드위치가 문제일까? 2부에서 말한 닭고기와 쌀의 경우도 다르지 않다. 닭고기를 먹고 살이 빠졌는데 닭고기를 쌀과 함께 먹어 살이 찌면, 사람들은 자연스럽게 쌀이 문제라고 생각해 식단에서 쌀을 제거한다. 하지만 쌀이 문제가 아니다. 문제는 닭고기와 쌀을 함께 먹어 염증 반응이 일어나고 살이 찌는 것이다.

빵을 먹을 때는 언제나 나트륨 함량에 주의하라. 나는 바게트를 좋아하는데, 바게트 56g에는 나트륨이 350mg 들어 있다. 그렇다고 바게트를 먹지 말라는 얘기가 아니라, 현명하게 먹으라는 뜻이다. 칼륨이 나트륨을 배출한다는 점을 기억하라. 바게트 샌드위치에 녹색 채소를 넣어 몸에서 나트륨을 배출하라.

나트륨 과잉

하루 나트륨 권장량인 1,500mg을 지키기 위해서는 좋아하는 음식에 든 나트륨의 양을 알아두면 좋다. 음식을 먹을 때는 하루 나트륨 권장량의 7% 이하인지 확인하라. 빵은 보통 1개 당 대략 170mg이 들어 있어 약 10% 정도 되므로, 한 조각만 먹어라. 시리얼 한 컵에는 15% 정도 되는 220mg이 들어 있지만, 건강 시리얼은 120mg 이하다. 즐겨 먹는 음식의 성분 표시를 읽는 습관을 들여 나트륨 함량에 익숙해지기 바란다. 성분에 대해 더 많이 알수록, 음식을 언제 어떻게 식단에 포함할지 선택을 잘 할 수 있다. 혹은, 적어도 (소금기 많은) 맛있는 그릴드 치즈 샌드위치를 먹을 때 칼륨이 풍부한 아보카드를 곁들여 나트륨을 중화할 수 있다.

먹는 음식이 대부분 천연식품이라면 크게 잘못될 일은 없을 것이다. 물론 채소에도 나트륨이 들었다. 근대 한 컵에 300mg이 들었다. 하지만 채소에는 다른 무기질이 들어 있어 인체의 흡수를 돕는다. 하지만 근대와 셀러리 뿌리를 함께 먹으면 체중이 늘고 혈압이 올라갈 수 있으니 주의하라.

DAY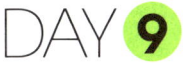

테스트 없는 날

플랜의 두 번째 주에는 아마씨 그래놀라를 서서히 끊기 시작한다. 그래야 체중도 많이 빠지고 영양소를 골고루 먹을 수 있으며, 호르몬 반응의 가능성을 줄일 수 있다. 모든 음식은 건강상 이점이 있지만, 너무 자주 먹으면 건강을 해칠 수도 있으니 항상 음식을 바꿔가며 먹어라. 지금쯤이면 대부분의 사람들이 아마씨 그래놀라의 마력에 빠져 중단하기 싫겠지만, 안심해도 된다. 식단에서 완전히 빼지 않는다. 균형을 위해 아침 식단에 다른 음식을 몇가지 추가할 뿐이다.

기상 시 Wake up

- 몸무게를 재 플랜 일지에 기록한다.
- 레몬즙을 넣은 신선한 물을 470ml 마신다(몸무게를 재고 난 뒤).
- 간 영양제를 복용하거나 민들레차를 한 컵 마신다(둘 다 해도 괜찮다).

아침 Morning

- 여성 : 아마씨 그래놀라 1컵과 허용된 과일

- 남성 : 아마씨 그래놀라 1.5컵과 허용된 과일

  또는

- 여성 : 혼합 시리얼 1/4컵과 아마씨 그래놀라 1/4컵과 허용된 과일

- 남성 : 혼합 시리얼 1.5컵과 아마씨 그래놀라 1/2컵과 허용된 과일

  또는

- 여성 : 빵 한 조각과 생 아몬드 버터 2큰술, 과일 1/2개(빵 테스트를 통과했다면)

- 남성 : 빵 한 조각과 생 아몬드 버터 3~4큰술, 과일 1개(빵 테스트를 통과했다면)

점심 Lunch

- 로메인 상추와 염소 치즈, 아보카도 1/4개, 해바라기씨
- 매콤한 채소 수프

간식 Snack

- 케일 칩이나 무염 감자칩(여성 28g, 남성 42g)

  또는

- 초콜릿을 덮은 배 슬라이스와 해바라기씨나 호박씨

저녁 Evening

- 허용된 단백질 무엇이든

▸ 버터, 계피, 검은 후추를 넣고 찌거나 구운 호박(여성 1컵, 남성 1~2 컵)

▸ 플랜식 다진 채소 샐러드

디저트 Dessert

▸ 다크 초콜릿 28g 또는 휘핑크림을 얹은 계피 과일 조림

물 Water

▸ 하루 수분 섭취량을 반드시 채우되 7시 30분까지만 마셔라.

Day 9에는 이렇게!

쌀 시리얼은 구하기 쉽고 인체에도 아주 잘 맞는다. 그러나 쌀 튀밥으로 만든 시리얼은 반드시 피하라. 튀겼거나 뻥튀기한 시리얼은 소화를 방해한다. 떡도 마찬가지다. 떡은 무염 감자칩보다 살을 더 찌운다. 흔히 파는 시리얼을 선택한다면 나트륨 함량을 꼭 확인하라. 나트륨 수치가 무지막지할 수 있기 때문이다. 나트륨 함량이 1컵에 140mg이하인 시리얼이 가장 이상적이다.

DAY 10
새로운 단백질

두 번째 단백질 테스트를 위해 Day 6에 소개한, 반응을 덜 일으키는 단백질 목록 중에 하나를 선택해도 되고, 아래에 나오는 반응을 더 잘 일으키는 단백질을 테스트해도 된다. 사람은 제각기 체질이 다르다는 사실을 기억하라. 단지 통계적으로 반응을 일으킬 가능성이 크다고 자신에게도 맞지 않는다는 의미는 아니니까 말이다. 좋아하는 음식이라면 반드시 테스트해보라.

기상 시 Wake up

- 몸무게를 재 플랜 일지에 기록한다.
- 레몬즙을 넣은 신선한 물을 470ml 마신다(몸무게를 재고 난 뒤).
- 간 영양제를 복용하거나 민들레차를 한 컵 마신다(둘 다 해도 괜찮다).

아침 Morning

- 여성 : 아마씨 그래놀라 1컵과 허용된 과일
- 남성 : 아마씨 그래놀라 1.5컵과 허용된 과일

  또는

- 여성 : 시리얼 1컵과 허용된 과일, 해바라기씨, 치아씨
- 남성 : 시리얼 1.5컵과 허용된 과일, 해바라기씨, 치아씨

점심 Lunch

- 호박씨를 넣은 플랜식 다진 샐러드와 찌거나 구운 호박(여성은 1컵, 남성은 2컵)

간식 Snack

- 여성 : 호밀 크래커 1개와 아몬드 생 버터 1~2큰술
- 남성 : 호밀 크래커 2~3개와 생 아몬드 버터 3~4큰술

저녁 Evening

- 아래 목록 중에 테스트할 새로운 단백질 하나 고르기

  돼지고기, 가리비, 우유 치즈 28g

  마늘, 검은 후추, 레몬유를 넣고 찐 케일

  여러 가지 녹색 채소에 아보카도와 사과를 곁들인다(Day 11에도 먹을 수 있도록 넉넉히 만들어라).

디저트 Dessert

- 다크 초콜릿 28g 또는 휘핑크림을 얹은 계피 과일 조림

물 Water

▸ 하루 수분 섭취량을 반드시 채우되 7시 30분까지만 마셔라.

Day 10에는 이렇게!

아래에 Day 10에 새롭게 들어가는 음식에 대해 알아야 할 모든 정보를 담았다.

- **치즈** 치즈 중 대부분이 나트륨 함량이 높다. 우리는 신선하고 짜지 않은 모차렐라 치즈로 시작하기를 권한다. 모차렐라 치즈는 테스트를 통과하기 가장 쉬운 치즈로 밝혀졌다.

  플랜에서는 치즈의 1회 섭취량이 28g이다. 테스트하는 치즈의 1회 섭취량을 늘린다면, 그건 언제나 또 다른 테스트가 된다. 칼로리 때문이 아니라, 유제품이나 단백질, 설탕, 지방이 너무 많아 소화하기 힘들 수 있기 때문이다. 치즈 테스트의 결과가 좋다면 28g 이상의 치즈를 먹어도 괜찮을 가능성이 꽤 있다. 고객 중에 첫 20일이 지난 후에 치즈 142g를 테스트했는데, 문제가 없었던 사람이 있다.

- **돼지고기** 그렇다. 돼지고기는 대부분 반응을 잘 일으킨다. 평소에 돼지고기를 즐겨 먹는다면, 테스트를 해보아야 한다. 지금은 몸을 통제할 수 있는 시기라는 걸 기억하라. 돼지고기가 염증 반응을 일으켜 체중이 늘어난다면, 자신의 몸에 대해 귀중한 정보를 얻은 셈

이다. 그리고 곧바로 몸에 맞는 음식들을 먹으면 체중은 다시 돌아올 것이다.

첫 테스트로 허용하는 돼지고기는 베이컨이나 가공육이 아닌 신선한 고기다. 소금에 절인 고기는 나트륨과 방부제가 훨씬 많아, 돼지고기에 대한 민감도를 정확히 측정할 수 없다. 돼지고기를 통과하고 난 후 나중에 그런 식품들을 테스트할 수 있다.

- **가리비** 요오드가 풍부한 가리비는 갑상선에 아주 좋고 갑각류 중에 가장 반응을 일으키지 않는다. 새우, 바닷가재, 게 등을 좋아한다면, 가리비가 갑각류를 테스트하는 첫 관문으로 좋다. 그리고 요리하기도 놀라우리만치 쉽다. 가리비를 가볍게 두드리며 말린 후, 올리브유를 약간 두르고 허브를 뿌려 팬에 굽는다. 양쪽 면을 3~4분 살짝 볶고 레몬즙을 뿌려라.

DAY 11
테스트 없는 날

단백질 테스트를 다시 한 번 하고 난 Day 11에는 몸을 회복하기 위해 몸에 맞는 음식을 먹으며 쉰다.

기상 시 Wake up

- 몸무게를 재 플랜 일지에 기록한다.
- 레몬즙을 넣은 신선한 물을 470ml 마신다(몸무게를 재고 난 뒤).
- 간 영양제를 복용하거나 민들레차를 한 컵 마신다(둘 다 해도 괜찮다).

아침 Morning

- 아마씨 그래놀라 1컵과 허용된 과일

  또는

- 빵과 생 아몬드 버터, 그리고 허용된 과일

  또는

- 여성 : 아마씨 그래놀라 1/4컵과 혼합 시리얼 3/4컵, 과일 1/2개
- 남성 : 아마씨 그래놀라 1/2컵과 혼합 시리얼 1.5컵, 과일 1개

점심 Lunch

▸ Day 10 저녁에 남은 녹색 채소에 호박씨와 케일을 곁들인다.

▸ 선택 사항: 매콤한 채소 수프

간식 Snack

▸ 당근과 집에서 만든 후무스 최대 6큰술

저녁 Evening

▸ 허용된 단백질 무엇이든

▸ 채소 탱발(여성 1컵, 남성 2컵. Day 12에도 먹을 수 있도록 넉넉히 만들어라)

▸ 시금치 샐러드(생 것)에 살짝 볶은 표고버섯과 레몬유를 곁들인다(여성 1컵, 남성 2컵. Day 12에도 먹을 수 있도록 넉넉히 만들어라).

디저트 Dessert

▸ 다크 초콜릿 28g 또는 휘핑크림을 얹은 계피 과일 조림

물 Water

▸ 하루 수분 섭취량을 반드시 채우되 7시 30분까지만 마셔라.

Day 11에는 이렇게!

테스트 없는 날 자신에게 맞는 음식을 먹음으로써 기대할 수 있는 효과는 몸이 스스로 회복하고, 염증이 가라앉고, 체중 감량이 다시 시작되는 것이다. 하지만 그렇게 되지 않는다면 어떡할까? 흔하지는 않지만 일어날 수 있는 일이다. 기억하라. 플랜에서는 어느 날 체중이 늘어났다면 그 이유를 모를 수가 없다. 그러니 몸에 맞는 음식을 먹고 살이 쪘다면 그 이유를 잘 생각해보자.

몸에 맞는 음식을 먹은 후에도 체중이 느는 이유

- **물을 너무 적게 혹은 너무 많이 마셨거나 잠자기 3~4시간 전에 물을 마셨다** 몸무게가 늘 때마다 항상 이를 점검하라. 물을 너무 많이 마시거나 7시 30분 이후에 마시면 물의 무게 때문에 거의 언제나 체중계 숫자가 올라간다.

- **나트륨을 과잉 섭취했다** 전날 섭취한 나트륨의 양을 생각해보라. 어느 곳에선가 권장 섭취량인 1,500mg 이상 섭취하지 않았는가(재운 양념이나 샐러드드레싱, 포장 음식, 외식 등이 가장 의심할 만하다)? 그렇다면 몸에 정체한 물의 무게이거나 몸에 맞는다고 입증된 어떤 음식이 미약한 반응을 일으켰을 가능성이 크다.

- **운동을 과하게 했다** 일주일에 4회 이상 운동을 하거나 과도하게 운동을 하면 몸이 염증 상태가 되어 체중 감량을 방해하는 역효과가 난다. 심지어 살이 찌기도 한다.

- **식단과 다른 음식을 먹었거나 단백질이나 지방을 충분히 섭취하지 않았다** 전날 플랜의 식단과 다른 음식 혹은 대체 음식을 먹었거나, 테스트한 음식의 분량을 늘렸는가? 지방이나 단백질의 섭취를 줄였는가? 혹은 식단에 있는 음식을 모두 먹지 않으면서 점심과 저녁을 바꿔서 먹었는가? 플랜의 식단은 모두 인체 화학작용의 적절한 균형을 고려했기 때문에 음식을 바꾸면 자신도 모르게 반응을 일으킬 수 있다. 따라서 지방이나 단백질을 줄이면 거의 틀림없이 체중 감량이 더뎌지거나 체중이 는다.

- **잠을 충분히 자지 않았다** 잠을 제대로 자지 못하면 체중 감량이 힘들어지고 항상성을 회복하는 인체의 능력이 손상될 수 있다. 인체는 잠을 자는 중에 에너지와 열량을 가장 잘 태운다. 그리고 잠이 부족하면 인지기능, 면역력, 호르몬 균형, 소화 기능이 떨어진다.

- **몸의 염증 반응이 회복되지 않았다** 며칠간 반응을 일으킨 후, 여전히 변비가 있다면 몸이 아직 치유되지 않았을지 모른다. 이런 경우라면 프로바이오틱스나 구연산 마그네슘 복용을 고려하라.

- **스트레스** 스트레스가 심한 기간이라면 코티졸이 몸에 넘쳐나기 때문에 체중을 감량하는 능력이 줄어들 수 있다. SAM-e는 마그네슘처럼 스트레스 치료에 탁월하다.

- **효모 과잉증식** 효모가 과잉증식한다고 체중이 느는 건 아니다. 효모는 체중을 정체시킬 가능성이 더 크다. 혀에 백태가 끼면 아마도 천연 설탕이나 식초 같은 발효 제품을 많이 먹었다는 표시일 것이다.

프로바이오틱스를 복용하면 효모의 과잉증식을 해결할 수 있다.

- **호르몬 요인** 많은 여성의 경우 생리가 시작되기 3~5일 전에는 몸이 염증 전 상태에 돌입한다. 몸에 맞는 음식만 먹어도 그렇다. 그럴 경우 생리가 시작되는 첫날까지 테스트를 멈춰라. 그러면 염증 상태가 가라앉을 것이다.

- **알레르기** 꽃가루 알레르기를 일으키는 사람들 중 대다수가 체중 감량에 어려움을 겪는다. 그도 그럴 것이, 히스타민 수치가 올라가면 염증 상태가 되기 때문이다. 어떤 종류이든 알레르기가 있다면 MSM과 프로바이오틱스를 복용해 염증 반응을 가라앉히고 알레르기를 얼씬도 못하게 하라. MSM은 거의 즉시 효과를 나타내기 때문에 하루나 이틀 후에 테스트를 다시 시작할 수 있다.

DAY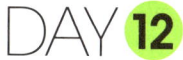

새로운 채소

플랜을 하면서 지금까지 먹지 않은 채소는 모두 테스트 대상이다. Day 1에서 Day 11까지는 반응을 잘 일으키지 않는 채소만 테스트했지만, Day 12부터 아래의 '반응을 잘 일으키는 채소 목록'에 있는 채소를 하나씩 추가한다.

기상 시 Wake up

- 몸무게를 재 플랜 일지에 기록한다.
- 레몬즙을 넣은 신선한 물을 470ml 마신다(몸무게를 재고 난 뒤).
- 간 영양제를 복용하거나 민들레차를 한 컵 마신다(둘 다 해도 괜찮다).

강력한 치아씨

치아씨는 오메가-3와 칼슘의 훌륭한 공급원이며 4~6큰술 당 15g의 단백질을 함유한다. 치아씨는 젖으면 아마씨처럼 점액이 생겨 내장을 씻어내고 소화기를 건강하게 유지하는 놀라운 일을 한다. 게다가 치아씨의 바삭함은 기분을 좋게 한다. 언제든지 원한다면 샐러드, 스무디, 여러 가지 요리에 치아씨를 넣어라.

아침 Morning

- 여성 : 아마씨 그래놀라 1컵과 허용된 과일
- 남성 : 아마씨 그래놀라 1.5컵과 허용된 과일

  또는

- 치아씨 4큰술을 넣은 스무디와 생 아몬드 버터를 바른 호밀 크래커

  (여성은 1개, 남성은 2개)

  또는

- 여성 : 과일 1/2개를 넣은 시리얼 1컵과 해바라기씨와 치아씨
- 남성 : 과일 1개를 넣은 시리얼 1.5컵과 해바라기씨와 치아씨

점심 Lunch

- Day 11 저녁에 남은 채소 탱발(여성 1컵, 남성 2컵)
- 호박씨를 넣은 여러 가지 녹색 채소
- 선택 사항 : 수프

간식 Snack

- 케일 칩이나 집에서 만든 후무스를 곁들인 호밀 크래커

저녁 Evening

- 허용된 단백질 무엇이든
- 아래 목록에서 채소를 하나 선택해 테스트하라. 이미 테스트를 통과

한 채소와 혼합하라.

깍지완두, 청경채, 방울다다기양배추, 사브아캐비지, 토마토, 홍피망, 감자, 적색치커리, 꽃상추

▶ 주의 사항 : 새로운 채소를 테스트할 때는 반응이 일어날 가능성을 줄이기 위해 테스트에 통과한 채소를 함께 넣어 요리한다.

▶ Day 11 저녁에 남은 시금치 샐러드

디저트 Dessert

▶ 다크 초콜릿 28g 또는 휘핑크림을 얹은 계피 과일 조림

물 Water

▶ 하루 수분 섭취량을 반드시 채우되 7시 30분까지만 마셔라.

Day 12에는 이렇게!

아래는 Day 12의 채소를 선택할 때 도움이 되는 정보다.

- **청경채 · 싹양배추** 이 채소들은 테스트하기가 쉽다. 청경채의 분량은 1/2컵이다. 싹양배추는 처음 테스트할 때 4~5컵으로 분량을 제한하라.
- **토마토** 처음에는 플럼 토마토로 시작하기를 권한다. 플럼 토마토는

많은 사람들이 좋아하는 건강 닭고기 파마산 요리에 기막히게 잘 어울린다. 산도가 높은 포도나 체리 토마토는 나중에 테스트하라.

- **홍피망** 청피망이나 오렌지색 피망, 노랑 피망보다 반드시 홍피망을 먼저 테스트하기 바란다. 청피망은 홍피망이 덜 익은 것이라 소화 문제를 일으킬 가능성이 더 크다.
- **감자** 중간 크기 감자 1/2개나 고구마 1/3개, 작은 감자 1개(적색 감자나 알감자 등) 중에 선택할 수 있다. 감자는 다른 채소와 함께 먹었을 때 테스트 결과가 좋기 때문에 다른 채소와 함께 조리하면 좋다. 감자가 문제를 일으키는 경우는 너무 많은 양을 먹거나 코스의 주요리로 먹었을 때다. 플랜을 하는 사람들이 가장 좋아하는 메뉴 중 하나가 감자를 넣은 구운 이탈리안 겨울 채소 모듬 구이다.

> **채소에 버터를 넣는 게 좋을까?**
> 물론이다. 버터는 훌륭한 비타민 D 공급원이며 중요한 지방이 모두 들어 있어 포만감을 주고 뇌 기능을 향상시킨다. 또한 세포벽의 인지질막을 강화한다. 무엇보다 익힌 채소 위에 버터를 녹여 먹으면 맛이 정말 좋다.

DAY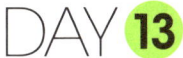

테스트 없는 날

Day 13에 또 한 번 쉰다. 책에 소개한 테스트 없는 날 식단을 반드시 따르기 바란다. 테스트 없는 날 식단을 잘 따를수록 몸이 잘 치유된다.

기상 시 Wake up

- 몸무게를 재 플랜 일지에 기록한다.
- 레몬즙을 넣은 신선한 물을 470ml 마신다(몸무게를 재고 난 뒤).
- 간 영양제를 복용하거나 민들레차를 한 컵 마신다(둘 다 해도 괜찮다).

아침 Morning

- 여성 : 아마씨 그래놀라 1컵과 허용된 과일
- 남성 : 아마씨 그래놀라 1.5컵과 허용된 과일

  또는

- 치아씨를 넣은 스무디와 생 아몬드 버터를 바른 호밀 크래커(여성은 크래커 1개와 생 아몬드 버터 1~2큰술, 남성은 크래커 2개와 생 아몬드 버터 3~4큰술)

점심 Lunch

▶ 염소 치즈, 해바라기씨, 여러 가지 녹색 채소를 곁들인 오픈 샌드위치

▶ 원하는 수프

또는

▶ 허용된 샐러드(여러 가지 녹색 채소, 시금치 샐러드, 케일 샐러드 등)와 원하는 식물성 단백질 최소 15g(쌀 제외)과 원하는 수프

식물성 단백질

브로콜리 1컵 당 5g, 해바라기씨 28g 당 5g, 호박씨 28g 당 9g, 아몬드 28g 당 8g, 치즈 28g 당 8g, 깍지콩 1/2컵 당 5g, 치아씨 2큰술 당 5g, 쌀 1컵 당 5g, 대마씨 2큰술 당 8g

---

간식 Snack

▶ 무염 감자칩(여성 28g, 남성 42g)

저녁 Evening

▶ 여러 가지 녹색 채소와 허용된 단백질 무엇이든

▶ 이탈리아식 겨울 채소 모듬 구이(여성은 1~2컵, 남성은 2~3컵. Day 12에 새롭게 테스트해서 통과한 채소라면 무엇이든 추가해도 좋다. Day 14에도 먹을 수 있도록 넉넉히 만들어라)

디저트 Dessert

▸ 다크 초콜릿 28g 또는 휘핑크림을 얹은 계피 과일 조림

물 Water

▸ 하루 수분 섭취량을 반드시 채우되 7시 30분까지만 마셔라.

DAY 14

아침 식사(또는 우유) 테스트

Day 14는 좋아하는 아침 메뉴를 시험해 볼 수 있어서 많은 사람이 좋아한다. 평소에 즐겨 먹는 아침 메뉴를 선택하면 된다. 요구르트, 프렌치토스트, 버터 바른 베이글 등 원하는 걸 골라라. 당신은 이미 자신의 몸이 여러 가지 음식에 어떻게 반응하는지 알고 있다. 따라서 이 테스트는 실습을 시작하기 좋은 기회다. 빵을 테스트했을 때 반응을 일으켰다면 프렌치토스트는 최선의 선택이 아니지만, 빵 테스트를 통과했다면 괜찮다. 달걀을 테스트해서 350g이 쪘다면 염소 치즈와 허브를 넣은 오믈렛은 건너뛰고 대신 새로운 시리얼을 시험해보라.

그렇지 않으면, 오늘을 전지 우유나 무유당 유유를 테스트하는 날로 삼아라. 카페라테를 좋아한다면, 오늘 테스트하라.

정확한 결과를 얻기 위해서 반드시 오늘 한 가지의 식품만 테스트하기 바란다. 시리얼과 전지 우유를 테스트할 생각이라면, 테스트에 통과된 시리얼로 시도하라. 베이글을 테스트할 계획인데 우유 치즈를 아직 테스트하지 않았다면, 크림치즈 대신 버터를 발라라. 배아곡물빵을 좋아해서 테스트하고 싶다면, 아몬드 테스트를 통과했을 경우 생 아몬드 버터를 발라 구워라. 아침을 먹으러 자주 가는 식당을 테스트하는 건 어떨까? 이미 통과한 음식을 테스트하라(식당 테스트 지침은 Day 18에 자세히 나온다). 스스로 방법을 터득할 것이다.

기상 시 Wake up

- 몸무게를 재 플랜 일지에 기록한다.
- 레몬즙을 넣은 신선한 물을 470ml 마신다(몸무게를 재고 난 뒤).
- 간 영양제를 복용하거나 민들레차를 한 컵 마신다(둘 다 해도 괜찮다).

아침 Morning

- 새로운 아침 식사 메뉴를 테스트하라.
- 또는 전지 우유나 무유당 우유를 테스트하라.

달걀과 빵 함께 먹기

3부에서 음식의 조합을 테스트하는 방법을 배운다. 아침 식사로 즐겨 먹는 달걀과 빵을 생각해보자. 지금까지 여러 번 말했듯이, 애석하게도 달걀과 빵을 함께 먹으면 일반적으로 반응이 일어날 가능성이 높다. 두 음식을 함께 먹는 걸 좋아한다면 반드시 테스트해보라. 나도 에그베네딕트를 아주 좋아한다.

점심 Lunch

- 시금치와 염소 치즈, 이탈리안 겨울 채소 모듬 구이(여성은 1컵, 남성은 2, 3컵)
- 집에서 만든 후무스를 곁들인 호밀 크래커(여성은 크래커 1개, 남성은 2개)

간식 Snack

- 여성 : 허용된 과일 1/2개와 생 아몬드 작은 한 줌
- 남성 : 허용된 과일 1개와 생 아몬드 작은 한 줌

저녁 Evening

- 허용된 단백질
- Day 13 저녁에 남은 채소
- 바질과 레몬유를 넣고 살짝 볶은 호박과 만체고 치즈 가루 1큰술(Day 15 점심에도 먹을 수 있도록 넉넉히 만들어라.)

디저트 Dessert

- 다크 초콜릿 28g 또는 휘핑크림을 얹은 계피 과일 조림

물 Water

- 하루 수분 섭취량을 반드시 채우되 7시 30분까지만 마셔라.

왜 나는 모든 음식에 반응을 보이는 걸까?

모든 음식이 반응을 일으킨다고 느끼는 사람들이 있다. 그러나 항상 숨은 이유가 있다. 플랜의 성공을 방해하는 가장 큰 요인 중 하나는 장누수증후군이다. 다른 말로 내장이 새는 증상이다. 장누수는 여러 해 동안 염증을 일으키는 음식을 먹어 생긴다. 애드빌(항염제-옮긴이)과 모트린(소염, 진통제-옮긴이) 같은 비스테로이드 항염증약, 캔디다 균, 환경 독소와 같은 다른 요인 때문일 수도 있다.

장누수가 생기는 과정은 이렇다. 내장에는 점막으로 된 장벽이 있어 세균, 항원, 소화되지 않은 음식물 등이 내장 속으로 새지 않도록 한다. 보통 이러한 막은 꽤 탄탄하지만, 반응을 일으키거나 자극적인 음식을 먹으면 접착반이라는 접합부 이음새가 느슨해지기 시작한다. 이런 경우, 반응을 일으키는 음식을 중단하지 않으면 이음새를 통해 점점 음식물이 새, 소화되지 않은 음식이 혈류로 곧바로 들어가게 된다. 인체는 이를 침입자로 인식해 방어 태세를 갖춘다. 이때 항체와 림프구가 침입한 음식물 입자에 저항한다. 이것이 염증 반응이다. 이러한 일이 자주 일어날수록 소화 기관이 약해져, 결국 몸에 맞는 음식을 먹어도 가스, 더부룩함, 변비 등이 생길 수 있다. 물론 이 문제를 방치하면 간과 면역 체계에 부담을 주는 등 다른 문제가 생길 수 있다. 따라서 빨리 해결할수록 좋다.

반응을 일으키는 음식을 알아내 제거하고 과도한 알코올과 약물을 중단하는 일이 핵심이다(하지만 약을 중단하기 전에 항상 의사와 상의하기 바란다). 영양 보충을 위해 프로바이오틱스와 L-글루타민을 복용할 수 있다. L-글루타민 1g과 300~500억 개의 배양균을 가진 프로바이오틱스로 시작하고, 의사와 상의하라.

DAY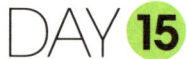

테스트 없는 날

Day 15에는 다시 한 번 쉰다. 테스트 없는 날을 위한 식단이 하나 더 추가된다.

기상 시 Wake up

- 몸무게를 재 플랜 일지에 기록한다.
- 레몬즙을 넣은 신선한 물을 470ml 마신다(몸무게를 재고 난 뒤).
- 간 영양제를 복용하거나 민들레차를 한 컵 마신다(둘 다 해도 괜찮다).

아침 Morning

- 치아씨를 넣은 스무디와 견과류 버터를 바른 호밀 크래커

  또는

- 아마씨 그래놀라 1컵과 허용된 과일

점심 Lunch

- 호박, 치즈, 해바라기씨를 곁들인 오픈 샌드위치
- 여러 가지 녹색 채소나 원하는 수프

또는

▸ 허용된 샐러드와 식물성 단백질 최소 15g, 원하는 수프

간식 Snack

▸ 당근과 생 아몬드 버터 1~2큰술

저녁 Evening

▸ 인디언 스파이스 럽을 넣은 닭고기

▸ 케일 채소 볶음(Day 16에도 먹을 수 있도록 넉넉히 만들어라)

▸ 레몬과 레몬유를 뿌린 찐 브로콜리(Day 16에도 먹을 수 있도록 넉넉히 만들어라)

디저트 Dessert

▸ 다크 초콜릿 28g 또는 휘핑크림을 얹은 계피 과일 조림

물 Water

▸ 하루 수분 섭취량을 반드시 채우되 7시 30분까지만 마셔라.

살이 더 이상 빠지지 않는다면

꾸준히 300g 가까이 빠지던 체중이 100g만 빠지기 시작한다면 몸이 정체기에 도달했을 가능성이 크다. 4일 연속으로 일관되게 같은 체중을 유지하는 게 확실하다면 몸이 '더 이상 살을 빼지 말아 주세요'라고 말하는 지점에 도달했다는 신호다.

대부분은 자신에게 최적인 시점이 언제인지 꽤 잘 알고 있다. 지금까지 최적의 체중이 얼마였나? 최상의 몸 상태를 가졌던 때는 언제였나? 건강한 생활방식을 유지하면서 체중이 그대로라면, 그 체중이 자신의 최적점이다. 플랜을 하면 너무 마를까봐 걱정하는 사람들이 있지만, 그런 일은 일어나지 않는다. 플랜은 균형과 열량의 관점에서 건강에 너무나 좋은 식단이므로 인체가 알아서 조절할 것이다.

DAY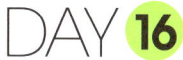

하루에 두 종류의 단백질 먹기

하루에 두 가지의 동물성 단백질을 먹는 것이 Day 16의 테스트 내용이다. 반응의 가능성을 최소화하기 위해 점심에 1회 섭취량의 절반에 해당하는 분량의 단백질을 처음으로 먹는다. 반복하자면, 닭고기, 소고기, 돼지고기 등의 1회 섭취량은 여성 113~170g, 남성 170~226g이다.

기상 시 Wake up

- 몸무게를 재 플랜 일지에 기록한다.
- 레몬즙을 넣은 신선한 물을 470ml 마신다(몸무게를 재고 난 뒤).
- 간 영양제를 복용하거나 민들레차를 한 컵 마신다(둘 다 해도 괜찮다).

아침 Morning

- 아마씨 그래놀라와 허용된 과일

    또는

- 새롭게 테스트를 통과한 아침 메뉴

점심 Lunch

- Day 15 저녁에 남은 케일 채소 볶음, 인디언 스파이스 럽을 넣은 닭고기 57g
- 호밀 크래커와 치즈(여성은 크래커 1개, 남성은 2개)

간식 Snack

- 여성 : 과일 1/2개와 아몬드
- 남성 : 과일 1개와 아몬드

저녁 Evening

- 여러 가지 녹색 채소와 허용된 단백질 무엇이든
- Day 15 저녁에 남은 찐 브로콜리와 만체고 치즈 가루 1큰술

디저트 Dessert

- 다크 초콜릿 28g 또는 휘핑크림을 얹은 계피 과일 조림

물 Water

- 하루 수분 섭취량을 반드시 채우되 7시 30분까지만 마셔라.

Day 16에는 이렇게!

점심에 동물성 단백질을 먹는 날에는 오후의 에너지 수준에 주의를 기울여라. 점심을 먹고 한두 시간 후에 기운이 빠지는가? 이런 현상이 자주 일어나는가? 그렇다면 오후에 식물성 단백질이 몸에 더 잘 맞는다는 신호다.

그렇다고 점심에 동물성 단백질을 먹을 수 없다는 뜻은 아니다. 단지 이용할 수 있는 정보를 얻었고, 그 정보를 이용해 현명한 선택을 할 수 있다는 의미다. 마크는 점심 메뉴로 샐러드를 닭고기 구이를 좋아했다. 하지만 주중 점심에 닭고기를 테스트한 결과, 많은 사람이 그렇듯 오후 세시에 에너지 수준이 떨어졌다. 그래서 그는 식단에 조금 수정을 가해 지금은 주말 점심에 좋아하는 닭고기 구이 샐러드를 먹는다. 주말에는 오후 세 시에 충분히 쉴 수 있기 때문이다. 활용할 수 있는 자료를 얻고 생각을 조금 바꾸면, 좋아하는 음식을 대부분 계속 즐길 수 있다.

DAY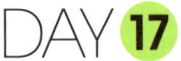

테스트 없는 날

기상 시 Wake up

- 몸무게를 재 플랜 일지에 기록한다.
- 레몬즙을 넣은 신선한 물을 470ml 마신다(몸무게를 재고 난 뒤).
- 간 영양제를 복용하거나 민들레차를 한 컵 마신다(둘 다 해도 괜찮다).

아침 Morning

- 아마씨 그래놀라(허용된 시리얼을 넣거나, 넣지 않아도 된다)와 허용된 과일

점심 Lunch

- 매콤한 병아리콩 시금치 샐러드(Day 18에도 먹을 수 있도록 넉넉히 만들어라)
- 버터넛호박 수프(Day 18에도 먹을 수 있도록 넉넉히 만들어라)

간식 Snack

- 호밀 크래커와 생 아몬드 버터(여성은 크래커 1개, 남성은 2개)

저녁 Evening

▸ 여러 가지 녹색 채소와 허용된 단백질 무엇이든

▸ 채소 탱발(여성 1컵, 남성 2컵, Day 19에도 먹을 수 있도록 넉넉히 만들어라)

디저트 Dessert

▸ 다크 초콜릿 28g 또는 휘핑크림을 얹은 계피 과일 조림

물 Water

▸ 하루 수분 섭취량을 반드시 채우되 7시 30분까지만 마셔라.

DAY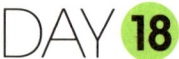

식당 테스트하기

플랜에서 가장 중요한 부분은 좋아하는 식당에서 외식하는 법을 배우고, 건강이 개선되어 목표 체중을 달성하고 유지하는 것이다. 오늘은 식당을 테스트하는 쉬운 방법을 배운다.

기상 시 Wake up

- 몸무게를 재 플랜 일지에 기록한다.
- 레몬즙을 넣은 신선한 물을 470ml 마신다(몸무게를 재고 난 뒤).
- 간 영양제를 복용하거나 민들레차를 한 컵 마신다(둘 다 해도 괜찮다).

아침 Morning

- 아마씨 그래놀라와 허용된 시리얼, 허용된 과일

  또는

- 치아씨를 넣은 스무디와 견과류 버터를 바른 호밀 크래커(여성은 크래커 1개, 남성은 2개)

  또는

- 테스트를 새롭게 통과한 아침 식사

점심 Lunch

▶ Day 17 점심에 남은 매콤한 병아리콩 시금치 샐러드

▶ Day 17 점심에 남은 버터넛호박 수프

간식 Snack

▶ 여성 : 무염 감자칩 28g과 집에서 만든 과카몰리 1/8컵

▶ 남성 : 무염 감자칩 42g과 집에서 만든 과카몰리 1/4컵

저녁 Evening

▶ 식당을 테스트한다.

또는

▶ 외식을 하지 않는다면 새로운 채소를 테스트할 수 있다. 저녁 메뉴는 다음과 같다.

허용된 단백질 무엇이든, 원하는 샐러드 무엇이든 새로운 채소를 익혀 테스트한다.

디저트 Dessert

▶ 크렘브릴레(녹인 설탕을 얹은 크림. 차게 해서 디저트로 먹음 – 옮긴이), 초콜릿 디저트, 비스코티(이탈리안 쿠키 – 옮긴이), 휘핑크림을 얹은 과일 (비교적 안전한 디저트다. 식당 음식에 대한 몸의 반응을 정확히 알기 위해서 함께 간 사람과 같은 디저트를 먹으면 좋다)

물 Water

▶ 하루 수분 섭취량을 반드시 채우되 7시 30분까지만 마셔라.

아이스크림의 진실

식사 후에 먹는 디저트 중에 가장 해로운 것이 아이스크림이다. 우유가 많이 들어갔다는 점도 문제지만, 찬 음식은 언제나 소화를 방해하기 때문에 탈이 난다. 아이스크림을 좋아한다면, 화창하고 따뜻한 날 오후에 간식으로 먹기 바란다.

Day 18에는 이렇게!

아래에 성공적이고 행복한 외식을 위해 새로운 식당을 테스트하는 방법을 모두 소개한다.

- **테스트를 통과한 음식만 주문하라** 식당 음식이 테스트 대상이다. 따라서 식단에 변화를 주면 자료에 혼동이 오니 주의하라. 체중이 늘거나 안 좋은 반응을 최소화하려면 테스트에 통과한 음식만 주문하라. 스테이크를 통과했다면 안심 스테이크를 주문해도 된다. 감자, 깍지콩, 토마토 등 모든 음식이 마찬가지지만 평소에 먹는 1인분의 양을 지켜라. 한 가지 주의 사항이 있다. 닭고기를 집에서 요리하면 대부분 반응이 일어나지 않지만, 식당의 닭고기 요리는

나트륨을 잘 숨기기 때문에 권하지 않는다.

외식을 한 후 체중이 그대로거나 늘었더라도 괜찮다. 관리할 수 있다. 몸에 맞는 음식을 먹었는데 체중이 늘었다면, 과도한 나트륨으로 인한 물의 무게일 뿐이다. 따라서 다음 날 몸에 맞는 음식을 먹으면 비교적 쉽게 배출된다.

메뉴에 몸에 맞는 음식이 하나도 없더라도 당황하지 마라. 반응이 가장 적을 것 같은 음식을 시킨 후, 다 먹지 말고 조금 남겨라. 그리고 반드시 적절한 수분을 섭취하라. 설사 체중이 늘었다 해도, 내일이 테스트 없는 날이라 몸에 맞는 음식을 먹고 체중을 회복할 수 있다는 걸 알기 때문에 마음이 편할 것이다. 이 점이 플랜의 장점이다.

- **외식할 때 나트륨의 황금법칙** 나는 외식을 정말로 좋아한다. 내가 좋아하지 않는 것은, 다음 날 아침에 깨어나 부은 얼굴을 보는 일이다. 과도한 나트륨이 원인이다. 식당에서는 왜 그리 소금을 많이 넣는지 도무지 이해할 수 없다. 버거 하나에 600mg의 나트륨이 들어가기도 하는 패스트푸드점만 그런 게 아니다. 고급 식당도 소금에 대해서라면 손이 크다.

그렇다고 속수무책이라는 뜻은 아니다. 패스트푸드는 어쩔 수 없다 해도 고급 식당이건, 분식집이건, 음식점에서 먹을 때는 소금을 많이 넣지 말라고 언제나 요청할 수 있다. 플랜의 소금 법칙은 간단하다. 음식이 짜면, 물러라!

다음은 우리 고객들이 많이 이용하는 방법이다. 식당에서는 고기를 소금에 미리 재우는데, 고기를 주문할 때 소금에 재우지 말아달라고 미리 요청하라. 좋은 식당이라면 요리하기 전에만 말하면 요구를 들어줄 것이다. 그리고 미리 얘기해도 들어주지 않는다면, 적어도 플랜에 적합한 식당인지 아닌지 알 수 있게 된다.

한편, 포도주는 짠 식당 음식을 먹을 때 많은 도움이 된다. 이뇨제 역할을 하는 포도주는 나트륨을 몸 밖으로 배출하며 소화도 돕는다. 나는 식사 전에 칼륨이 많은 무염 감자칩과 과카몰리를 먹기 좋아한다. 칼륨은 나트륨을 배출한다.

- **즐겁게 먹어라** 61세인 엘렌은 플랜을 잘 실천하는 중이었다. 그녀는 위산 역류가 있었고 18kg을 빼고 싶어 했다. Day 18이 되자, 위산 역류가 거의 사라졌고 4kg이 빠졌다. 엘렌을 열성적으로 지원한 남편 제프는 식당 테스트 날인 Day 18에 좋아하는 식당에서 특별한 저녁 식사를 계획했다.

엘렌과 제프는 즐거운 시간을 보냈다. 웃음꽃을 피우며 포도주와 함께 음식을 맛있게 먹었다. 다음 날 아침이 되자 엘렌은 걱정이 되었다. 스테이크가 너무 크지 않았나(평소보다 컸다), 양념이 너무 짜지 않았나, 구운 감자도 먹고 디저트 파이까지 제프와 나눠 먹었으니 분명히 몸무게가 늘었을 거라고 확신하며 엘렌은 체중계에 올랐다. 그런데 30g도 늘지 않았다.

어찌된 일이었을까? 플랜에서는 이를 '즐거움 요인'이라고 부른다. 인간은 천성적으로 사회적 동물이다. 즐거운 분위기 속에서 친구들과 웃고 떠들며 음식을 천천히 음미한다면, 몸이 친절하게 반응한다. 칵테일파티에서 배꼽 빠지게 웃으며 맛있는 음식을 양껏 먹고도 0.5kg도 찌지 않았다고 말하는 고객이 아주 많다. 즐거움은 장기적으로 건강과 체중 감량의 주된 요소다. 플랜 그리고 인생에서 말이다.

그러니 즐겁게 식사하기 바란다. 음식을 테스트할 때는 웃음을 주고 마음을 편하게 하는 사람과 함께하라.

DAY 19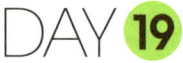

새로운 채소

새로운 채소를 테스트하는 가장 좋은 방법은 이미 테스트를 통과한 다른 채소와 함께 먹는 것이다. 그래야 반응이 일어날 가능성이 낮아진다. 어제의 테스트로 체중이 늘었다면, Day 19와 Day 20의 순서를 바꿔라.

기상 시 Wake up

- 몸무게를 재 플랜 일지에 기록한다.
- 레몬즙을 넣은 신선한 물을 470ml 마신다(몸무게를 재고 난 뒤).
- 간 영양제를 복용하거나 민들레차를 한 컵 마신다(둘 다 해도 괜찮다).

아침 Morning

- 아마씨 그래놀라와 허용된 과일

  또는

- 여성 : 해바라기씨와 치아씨를 넣은 시리얼 1컵과 과일 1/2개
- 남성 : 해바라기씨와 치아씨를 넣은 시리얼 1.5컵과 과일 1개

점심 Lunch

▸ 호박씨를 곁들인 시금치, Day 17 저녁에 남은 채소 탱발(여성 1컵, 남성 2컵)

▸ 매콤한 채소 수프

간식 Snack

▸ 호밀 크래커(여성 1개, 남성 2개)와 생 아몬드 버터 1~2큰술

  또는

▸ 초콜릿을 덮은 배 슬라이스 1개와 아몬드 작은 한 줌

저녁 Evening

▸ 허용된 단백질 무엇이든
▸ 테스트할 새로운 채소를 추가한 채소 볶음
▸ 아루굴라와 배

디저트 Dessert

▸ 다크 초콜릿 28g 또는 휘핑크림을 얹은 계피 과일 조림

물 Water

▸ 하루 수분 섭취량을 반드시 채우되 7시 30분까지만 마셔라.

DAY 20
테스트 없는 날

Day 20에는 체중 감량과 건강 개선을 극대화하기 위해 가장 좋아하는 날의 메뉴를 그대로 반복한다.

20일 마무리하기

지금까지는 아직 시작에 불과하다. 이제 당신은 체중 감량의 길로 들어섰고, 건강상의 문제도 뚜렷이 개선되었을 것이다.

   3부는 플랜의 3단계로 자가 테스트하는 방법을 배운다. 내 말을 믿어라. 당신은 준비가 되었다.

나는 평생을 다이어트에 매달려온 사람이다. 다이어트란 다이어트는 전부 해봤다. 처음에는 빠지는가 싶더니 결국에는 더 늘곤 했다. 나는 건강상의 이유로 체중을 줄여야 했다. 몇 가지 질환(천식, 습진, 관절염, 시력감퇴)에, 콜레스테롤 수치는 높고, 혈압은 서서히 위험 수위에 오르고 있었다. 비타민과 처방약이 한 보따리인데, 의사는 콜레스테롤 치료제와 고혈압 약까지 처방했다.

절망과 자책에 빠진 나는 새로운 무언가를 시도해보기로 결심했다. 그때 아들이 플랜을 알려주었다. 한 달 동안 몸에 귀 기울이는 방법과, 몸이 음식에 반응하는 방식을 알게 되었다. 플랜은 내게 맞는 음식을 찾는 방법과 음식을 테스트하는 방법을 가르쳐주었다.

항상 단 음식을 달고 살았지만, 플랜을 시작하고 나서는 전처럼 설탕을 밝히지 않는다. 나는 케이크나 사탕 대신 과일을 먹고 씨앗, 견과류, 말린 과일로 식욕을 다스렸다. 살을 찌게 만드는 음식의 조합을 아는 일 역시 체중 감량에 중요했다. 전에는 물 마시는 일을 결코 좋아하지 않았다. 나는 플랜을 통해 수분 섭취량을 계산하는 법과, 체중의 증감에 따라 수분의 양을 조절하는 법을 배웠다. 나에게는 커다란 깨달음이었다.

3개월 동안 플랜을 하고 나서 예정된 검진을 받았다. 약을 복용할 때 173이었던 콜레스테롤 수치가 플랜 3개월 후에는 147까지 떨어졌다. 의사는 단기간에 그렇게 많이 떨어진 경우는 처음이라며 놀라워했다. 나는 이제 약이 필요 없다. 의사는 다른 환자들에게 추천하겠다며 내 식단을 조절한 사람의 이름까지 물어보았다.

나는 여전히 플랜을 하며 체중을 줄이고 있다. 이제는 통증이나 고통이 거의 없고, 속이 더부룩하지도 않다. 정말 기분이 좋다. 플랜에서 배운 지식 덕분에 날씬한 체중을 유지하고, 더 건강해질 수 있다는 자신감이 든다. 엘리노어, 62세

Part 3
플랜으로
다시 태어나라

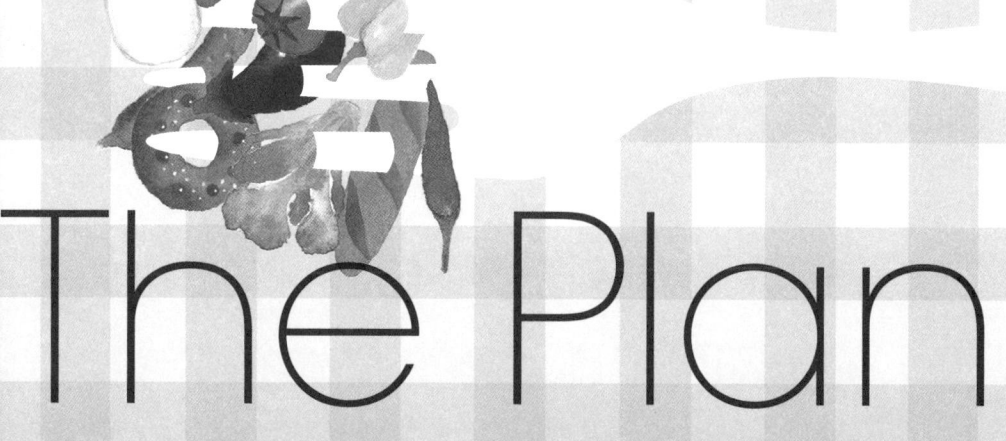

The Plan

The Plan

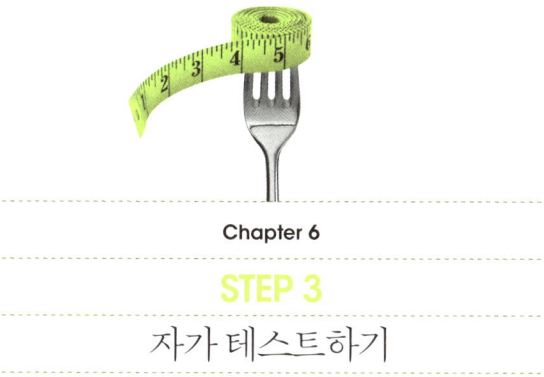

Chapter 6
STEP 3
자가 테스트하기

20일이 지난 후에도 플랜은 끝나지 않는다. 끝난 것과는 거리가 멀다. 지금까지 배운, 몸이 다양한 음식을 처리하는 방식에 관한 모든 지식은, 평생 건강한 식생활의 초석이자 건강과 날씬한 몸매를 유지할 수 있는 진정한 방법이다. 이번 3단계에서는 테스트하는 날과 테스트 없는 날을 위해 균형 잡힌 식단표를 만드는 모든 공식과 비법을 공개한다.

새로운 음식 테스트하기

체중을 줄이는 지름길은, 균형 잡힌 매일의 식단표를 만드는 기초 공식을 따르고, 내 몸에 맞는 40~50가지 음식을 찾는 것이다. 이 두 가지를 배워 실천하면 목표하는 체중에 이를 것이다. 더욱 좋은 건, 체중을 유지하는 방법을 정확히 알게 될 것이다.

전에도 말했지만, 또다시 강조하고 싶은 내용이 있다. 20일이 지난 후에는, 플랜의 효과와 체중을 쉽게 빼는 방법을 알기 때문에 몸에 맞는 음식만 먹으며 안주하고 싶을 것이다. 하지만 나는 테스트를 멈추지 말라고 당부한다. 테스트를 더 이상 하지 않고 계속 같은 음식만 먹으면, 몸이 적응하게 되고 체중을 줄이려는 노력도 시들해진다. 게다가 골고루 먹지 않고 새로운 음식을 추가하지 않는다면, 반응을 일으키지 않던 음식도 몸에 반응을 일으킬 수 있다.

물론 새로운 음식을 테스트하면 언제나 체중이 늘 위험이 있다. 하지만 이 과정을 겪음으로써 살이 찌는 걸 걱정하지 않고 바꿔가며 먹을 수 있는, 몸에 맞는 음식의 목록을 늘릴 수 있다. 나를 이를 성장통이라 부른다. 자신의 몸에 맞는 단백질 몇 가지를 알아내 일주일 동안 계속 돌아가며 먹으면 적절하게 체중을 감량할 수 있다. 매일 같은 음식만 먹으면 지루하기 이를 데 없을 뿐 아니라 체중 감량의 속도가 느려지고 영양도 결핍된다. 그러므로 플랜의 3부에 수록된 테스트를 계속 이어가는 것이 장기적인 성공의 비결이다. 실험을 계속해 먹을 수 있는 음식의 한계를 늘려라.

새로운 음식 테스트 지침

- 살을 더 빼기 위해서는 4~5일에 한 번 테스트하는 게 가장 좋다. 그렇게 하면, 음식이 반응을 일으켜도 적절하게 체중을 감량해 목표 체중에 이를 수 있는 여유 시간이 충분히 생긴다.
- 새로운 음식을 테스트할 때는 나머지 음식을 모두 몸에 맞는 음식들로만 구성하라. 그래야 반응이 일어났을 때 금방 알 수 있다.
- 적절한 수분 섭취는 필수다. 지난 20일 동안 몸에 맞는 음식을 먹고 수분을 적절히(너무 많지도, 적지도 않은) 섭취했을 때 언제나 체중이 줄었을 것이다. 이 두 가지 조건이 모두 충족되어야 한다.
- 새로운 음식을 테스트할 때는 항상 최소한의 적정량으로 실험해 몸의 반응을 살펴라. 일반적으로 반응을 덜 일으키는 음식일 경우에는 좀 더 양을 늘릴 수 있다. 하지만 겨자나 옥수수를 처음 테스트할 때는 양을 적게 하라. 반응을 일으킬 경우 영향을 최소화할 수 있으니까 말이다.
- 칼로리를 줄여 새로운 음식을 '통과'하고픈 유혹이 생기겠지만, 그러지 말기 바란다. 테스트하는 날, 음식 섭취량과 열량을 줄이면 사실 무슨 음식이든 통과할 수 있다. 하지만 그건 진짜 테스트가 아니다. 평소대로 열량을 섭취하면 반응이 달라질 공산이 크니까 말이다. 따라서 음식 테스트는 제대로 하라.
- 자신이 좋아하는 음식을 테스트하라. 프로즌 요구르트를 테스트하고 싶은가? 하라. 음식을 테스트하는 데 '잘못'이란 없다.

- 테스트를 통과한 음식을 다시 테스트할 때는 양을 15~20% 늘려야 한다. 따라서 빵 한 장을 테스트해서 통과했다면 다음엔 두 장을 테스트하라. 아보카도는 1/4개보다는 1/2개를, 깍지콩은 반 컵 이상으로, 스테이크나 그 밖의 단백질은 플랜에서 먹었던 양보다 많은 양을 테스트하라.
- 음식의 조합도 테스트할 수 있다. 다음의 조합은 문제를 일으킬 가능성이 있어 반드시 테스트해보아야 한다.
  - 쌀과 콩을 한 끼에 같이 먹을 때
  - 쌀과 동물성 단백질을 한 끼에 같이 먹을 때
  - 콩과 고기를 한 끼에 같이 먹을 때
  - 달걀과 다른 동물성 단백질을 한 끼에 같이 먹을 때

나만의 식단표 만들기

플랜이 끝나는 Day 20이 다가오면 두렵다는 고객들이 있다. 자기만의 식단을 짤 수 있을지, 제대로 해낼 수 있을지, 몸의 신호를 읽을 수 있을지 걱정스럽기 때문이다. 나는 언제나 이렇게 강조한다. "걱정 말고 자신을 믿어요!" 당신은 생각보다 많은 걸 알고 있다.

지금쯤이면 몸의 신호를 읽는 방법을 확실히 알 것이다. 혼동이 된다면 2부에 수록한 방법들을 반복해서 읽기 바란다. 기초만

익히면 테스트하는 날과 테스트 없는 날을 위해 균형 잡힌 식단표를 쉽게 만들 수 있다.

식단표 지침

- **단백질** 단백질은 적어도 아침에 10g, 점심에 15~40g, 저녁에 40~70g을 목표량으로 정하라. 플랜의 첫 주에 체중이 얼마나 줄었는지 기억하는가? 그때 80~100g의 단백질을 섭취했다. 그러니 토마토나 오이와 함께 녹색 채소만 먹고 살이 빠질 거라고 생각하지 마라. 믿기지 않겠지만, 점심에 단백질 없이 녹색 채소만 먹어도 체중이 줄지 않는 사람들이 무척 많다.

 몸에 맞는 단백질을 계속 바꿔가며 먹는 일 또한 매우 중요하다. 다음에 간략한 지침을 소개한다. 정도의 차이는 있어도 대략 맞을 것이다. 그리고 곧 자기 몸에 가장 잘 맞는 자기만의 메뉴를 짤 수 있을 것이다.

  ▶ **스테이크** 일주일에 한 번
  ▶ **양고기** 일주일에 두세 번
  ▶ **콩** 하루에 한 번
  ▶ **생선** 일주일에 두 번
  ▶ **달걀** 이틀에 한 번(하루에 한 번 먹으려면 따로 테스트하라)
  ▶ **견과류와 씨앗** 하루에 견과류 한두 번, 씨앗 한두 번

▶ **치즈** 하루에 28~56g

- **채소** 지금까지 사용했던 채소 목록과 테스트를 통과한 채소 중에 되도록 많은 종류를 하루에 섭취하라. 찌거나 살짝 볶는 것이 가장 좋다. 채소를 구우면 천연 당분이 농축된다. 효모가 문제라면 구운 채소를 일주일에 몇 번 먹되 1컵으로 제한하라.

- **신선한 과일** 지금까지 플랜에 들어간 과일 이외의 모든 과일은 테스트 대상이다. 사람들은 과일이 좋다고 생각해 너무 많이 먹는 실수를 저지른다. 하지만 과일을 과하게 섭취하면 몸에 천연 당분이 지나치게 많아진다. 생과일은 하루 1.5~2인분으로 제한하라.

- **밀도 높은 탄수화물(쌀·파스타·빵)** 체중 감량을 위해서 대부분의 사람에게 하루 1회 섭취가 가장 좋다. 한 끼에 밀도 높은 탄수화물과 단백질을 먹는다면 각각 별개의 테스트다(예를 들어, 콩과 쌀을 함께 먹거나 파스타와 닭고기를 함께 먹을 때. 보통은 생선과 쌀을 함께 먹는 게 가장 쉽다).

- **양념과 소스** 케첩과 겨자, 샐러드드레싱과 같은 양념과 바비큐소스, 토마토소스와 같은 아직 테스트하지 않은 소스는 모두 테스트 대상이다. 테스트를 통과했거나, 플랜에서 반응성이 낮다고 인정한 음식에 이용하라. 그리고 그날은 이런 양념이 몸에 맞는지 새롭게 테스트하는 날임을 명심하라.

- **허브와 향신료** 요리에서 향신료는 약방의 감초다. 쿠민, 계피, 붉은 고추, 울금, 생강 등은 가능한 자주 음식에 넣고, 좋아하는 다른

향신료도 넣어보라. 창가에 허브를 키워보라. 음식에 허브를 넣으면 보기도 좋고 맛도 좋다. 나는 부모들에게 아이들과 함께 허브를 키워보라고 권한다. 허브 향을 맡으면 신선한 채소에 대한 미각이 일찍 발달한다.

- **단 음식과 주전부리** 모든 음식이 테스트 대상이라는 점을 잊지 마라. 좋아하는 디저트나 사탕, 먹고 싶은 다른 간식거리가 있다면 주저 말고 테스트하라.

결론은 이렇다. 어떤 음식이 테스트 대상인지 아닌지 알 수 없다면, 몸에 맞는 음식만 먹는 테스트 없는 날에 그 음식을 한번 먹어보라. 너무 긴장할 필요는 없다. 완벽할 필요도 없다. 당신은 이제 필요할 때 사용할 수 있는 자료와 도구가 있다. 필요할 때 자료를 읽고 수정하는 일에 곧바로 익숙해질 것이다.

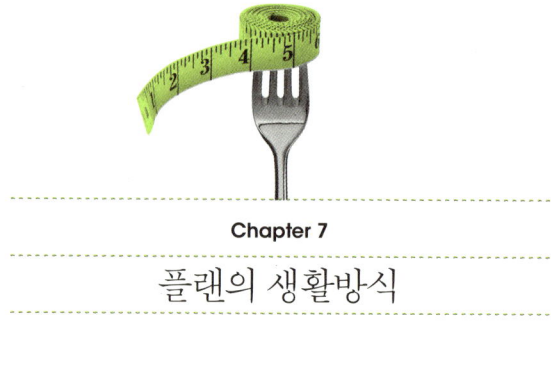

Chapter 7

플랜의 생활방식

　이미 잘 알다시피, 플랜은 다이어트가 아니다. 테스트를 통해 자신의 몸에 맞는 40~50개의 음식을 찾는 1단계와 2단계는 표준화된 방식이다. 그 후로는 아주 자연스럽고 쉬운 생활방식이 된다.

일상에서 플랜 실천하기

많은 고객이 플랜을 생활화할 수 있는 방법을 물어본다. 삶이 플랜을 끌고 가야지 그 반대가 되어서는 안 된다. 삶은 엄격한 규칙이 아니며 먹는 일 또한 마찬가지다.

주중에 플랜을 지키고 주말에 마음껏 먹고 싶다면, 그렇게 해도 된다. 44세인 리차드는 주말이면 어린 두 아들과 함께 야구와 축구 경기를 하며 마음껏 뛰어놀고, 중간에 피자를 사먹으며 승리를 자축하거나 가족과 바비큐를 즐긴다. 그래서 주말 중 하루는 마음껏 먹는 날로 정하고, 나머지 하루는 반드시 플랜 메뉴 중에서 가족들이 좋아하는 요리를 만든다. 플랜 식단표에 있는 요리들은 가족들이 모두 좋아해서 다이어트라는 생각이 들지 않는다.

모든 사람이 플랜을 하며 자신에게 가장 적절한 균형점을 찾는다. 플랜으로 체중이 줄고 건강이 개선되는 일은 요행이나 신기루가 아니다. 플랜은 자신에 맞는 식생활을 유도해 체계적으로 체중을 줄이는 방법이다. 플랜은 칼로리 결핍이나 엄격한 식단을 따르지 않는 안티 다이어트다. 플랜을 하는 사람 중에는, 월요일에 해독을 시작하는 이들이 있다. 일주일 내내 유익할 거라 생각하기 때문이다. 혹은 일주일에 두세 번 외식을 하고 나머지 날에는 플랜을 엄격하게 지키는 이들도 있다. 이리저리 시도해보면 자신의 균형점을 찾을 것이다. 체중계는 가장 친한 친구라는 사실을 잊지 마라. 또는 어떤 고객이 말했듯이 체중계는 의사다. 최선의 선택이 무엇인지 알려주니까 말이다.

플랜 3단계 Q&A

Q 간 해독 영양제나 음료를 계속 이용해야 하나요?

A 물론 계속 이용할 수 있다. 다시 강조하지만 간은 500가지 이상의 기능을 담당하므로 특별히 신경을 쓰는 게 좋다. 술을 자주 마시거나, 약을 꾸준히 복용하거나, 화학물질에 자주 노출된다면 규칙적으로 간 해독 영양제를 복용하기를 권한다. 그러나 두 달에 한 번 1~2주 동안 복용을 중단해 몸이 스스로 회복하게 하라.

Q 7시 30분 이후에 여전히 물을 마시지 않아야 하나요?

A 몸에 맞는 음식만 먹어서 체중이 줄 거라고 예상되는 날에는 7시 30분 이후에 물을 마셔도 상관없다. 하지만 새로운 음식을 테스트하는 날에는, 잠자기 전 적어도 세 시간 전에는 물을 마시지 말아야 정확한 결과를 얻을 수 있다.

Q 플랜을 할 때와 같은 양의 지방을 먹어야 하나요?

A 그렇다. 이미 말했듯이 지방은 세포의 건강과 뇌 기능, 포만감뿐 아니라 체중 감량에 매우 중요하다. 그러니 올리브유를 뿌리고 버터를 듬뿍 발라 맛있게 먹어라.

Q 가족들에게 플랜을 어떻게 활용할 수 있나요?

A Day 3 이후에는 거의 모든 가족들이 플랜을 하게 될 것이다. 그 이유는 플랜의 음식들이 평소에 매일 먹는 음식이기 때문이다. 자신은 파스타가 맞지 않는데, 파스타를 좋아하는 식구가 많다면 가족 전체가 먹는 주 요리는 플랜을 따르고 파스타를 별도로 준비하라. 그러면 평소처럼 먹으면서 자신에 맞는 단백질, 채소, 곡물을 선택할 수 있다.

Q 흡연이 염증을 일으키기도 하나요?

A 바비큐 구이와 흡연처럼 뜨거운 물질을 섭취하거나 들이마시면 염증이 유발된다는 점은 꽤 널리 알려져 있다.

Q 플랜을 중지하고 다시 시작하면 어떨까요?

A 플랜은 언제나 활용을 위해 존재한다. 플랜을 느슨하게 실천하고 있다면, 언제라도 다시 시작할 수 있다. 실제로, 체질이 어떻게 변했는지 알기 위해 6개월에 한 번 정도 20일 플랜을 재실행하라고 권한다.

거의 모든 사람이 해독을 얼마나 자주 재실시할 수 있는지 물어본다. 나는 계절이 바뀔 때마다 3일간의 해독을 하라고 권한다. 흥미롭게도, 몸의 반응이 매번 다를 수 있다. 그리고 플랜은 하면 할수록 확실히 쉬워진다. 플랜을 처음 했을 때 건강이 안 좋은 상태였다면, 다시 플랜을 했을 때 체중이 더 많이 빠질 수 있다. 플랜을 시작할 때 관절염으로 고생하던 고객이 있었다. 20일 동안 그녀의 관절염 증상은 많이 완화되었고, 거의 4kg가 빠졌다. 3개월 후, 20일 플랜을 다시 했을 때는 관절염 통증이 사라졌다. 그리고 이번에는 1주 만에 4kg이 빠졌다.

플랜하며 여행하기

몸에 맞는 음식만 만들어 먹는다면 거의 모든 사람이 살을 뺄 수 있다. 하지만 그렇게 살 수는 없다. 내가 가장 감사하게 생각하는 일 중 하나는, 아주 많은 고객이 먹는 즐거움을 되찾고 여행을 자주 하면서도 음식을 즐길 수 있다는 것이다.

최근에 67세의 고객이 이메일로 연락을 했다. 그녀는 5개월 만에 거의 23kg을 뺐고, 현재는 리피토^{lipitor}(고지혈증치료제)를 중단했으며, 콜레스테롤 수치가 147로 정상이다. 하지만 그녀가 정말로 감사하게 생각하는 것은, 이제는 여행 중에 살이 찔까 두려워하지 않는다는 점이었다. 그녀 내외는 2주간의 이탈리아 여행을 막 마치고 돌아온 참이었다. 여행 중에 모든 식사를 식당에서 해결했지만 그녀의 체중은 4kg밖에 늘지 않았다. 그게 어떻게 가능했을까? 어렵지 않았다. 가능한 자신의 몸에 맞는 음식만 먹으며 마음 편히 여행을 즐겼을 뿐이다.

> **플랜을 하며 여행할 때의 지침**
> - 반드시 수분을 적절히 섭취하라. 식당 음식으로 끼니를 해결하는 여행 중에 수분 섭취는 특히 중요하다.
> - 가능한 몸에 맞는 음식을 많이 먹어라.
> - 테스트하지 않은 음식이나 반응을 일으키는 음식으로 판명된 음식은 양을 반으로 줄이고, 나머지는 몸에 맞는 음식으로 먹어라.
> - 칼륨이 많은 음식(예를 들어 무염 감자칩과 과카몰리)을 먹어 과도하게 섭취할 수 있는 나트륨의 양을 조절하라.
> - 포도주를 좋아한다면, 적포도주 한두 잔을 마셔라. 포도주가 이뇨제 역할을 해 과도한 나트륨을 씻어 내고 소화를 돕는다.
> - 긴장을 풀고 즐겁게 지내라. 인생은 즐기라고 있는 것이다. 이렇게 생각해보라. '플랜을 철저히 지키지 않아 스트레스를 받으면 체내에 살을 찌우는 코티졸만 늘 뿐이다' 따라서 빛나는 건강을 유지하고 살을 빼고 싶다면 즐거움은 필수다.

특별한 날에 플랜하기

이제 내가 무슨 이야기를 할지 짐작이 될 것이다. 즐겁게 사는 것이 행복과 건강에 매우 중요하다.

매년 명절 때가 되면 나는 추수감사절 저녁과 파티 등을 어떻게 대처할지 궁리하기 시작한다. 나의 답은 언제나 같다. 외식하거나 여행할 때 플랜의 일반적인 지침을 지키되, 좋아하는 음식을 조금 더 즐겨라.

> **칵테일은 어떨까?**
>
> 플랜을 하면서 술을 마셔도 될까? 물론이다. 적포도주가 반응을 적게 일으킨다는 점은 이미 얘기했다. 백포도주, 독주, 칵테일 종류를 즐긴다면 테스트를 해보라. 모임을 가기 전에 테스트가 불가능한 상황이라면 술을 맘껏 즐겨라. 다음 날 체중이 불었다면 해야 할 일을 정확히 알게 된다.
>
> 솔직히 맥주나 샴페인, 또는 강한 술을 섞은 소다주(탄산은 소화를 방해한다)가 아니라면 술은 대개 문제가 되지 않는다. 맥주에는 많은 사람에게 문제를 일으키는 효모가 많다. 탄산 중에서는 산성 백포도주, 첨가 설탕이 효모를 증가시킨다. 이런 술을 좋아하는 데 먹지 말라는 얘기는 아니다. 반응을 일으킬 가능성을 미리 알고 대처하라. 술을 먹고 하루나 이틀 동안 프로바이오틱스를 복용하고 몸에 맞는 음식으로 플랜을 실시하라.
>
> 반가운 소식이 있다. 마가리타나 코스모폴리탄과 같은 다양한 칵테일은 신선한 라임 주스로 만든 경우 플랜에 적합하다. 신선한 레몬과 라임은 간이 술을 해독하는 데 도움을 준다. 주요 장기의 부담을 덜어줄 때마다 몸은 체중 감소로 보답한다는 사실을 명심하라.

대규모 가족 모임이 있을 때는 자기 몸에 맞는 음식을 싸 가면 된다. 가져간 음식을 주식으로 먹고 다른 음식을 조금씩 즐겨라. 반응을 잘 일으키는 음식이라도 생각보다 나쁘지 않을 수 있다. 플랜을 철저히 지키는 고객이 있었다. 가족 모임에 참석한 그녀는 햄버거와 치즈와 아이스크림을 거부할 수 없었다. 하지만 다음 날 280g이 빠진 걸 보고 깜짝 놀랐다.

우리는 누구나 가끔 먹고 싶은 걸 맘껏 먹는다. 사실 건강을 해치지 않는 한 그래야 한다. 체중이 늘었더라도 플랜을 다시 시행하면 살이 빠진다는 걸 잊지 마라. 언제든지 반응이 일어나지 않았던 식단을 선택해 몸을 정상으로 되돌릴 수 있다.

흥청망청 연일 파티를 즐기다보면, 솔직히 안 좋은 음식을 한 접시만 더 먹어도 큰일이 날 것 같은 생각이 든다. 가장 안전한 방법은 파티에 가기 전에 플랜 식단에 맞춰 음식을 미리 먹고, 파티에서는 전체 요리를 조금 맛보는 것이다. 혹은 저녁 대신 점심을 거하게 먹어, 모임 장소에 들어설 때 시장하지 않게 만드는 방법이 있다. 보통 우리는 배가 고플 때 포도주 한 잔을 먹고 잘못된 선택을 한다.

플랜하며 운동하기

나는 운동을 굉장히 좋아하며 그 효과를 믿는 사람이다. 그러나 긴 운동 시간은 친구와 가족과 보내는 시간을 빼앗는다. 대부분 살을 빼기 위해서는 미친 듯이 운동해야 한다고 생각하지만 실은 운동하는 시간 내내 몸은 스트레스를 받는다. 운동은 많이 한다고 반드시 좋은 건 아니다. 체중을 줄이려면, 운동을 일주일에 3~4회로 제한하는 게 이상적이다. 그 이상이면 살이 잘 빠지지 않는다. 운동의 강도도 마찬가지다. 식이조절 캠프 같은 데서 과도한 운동을 하면 의도했던 체중 감량과 반대되는 결과가 나타나기 쉽다.

자기 몸에 가장 잘 맞는 운동의 형태, 지속 시간, 강도를 찾는 일이 정말로 중요하다. 그래서 나는 시간을 투자해 자신에게 가장 잘 맞는 운동을 찾으라고 당부한다. 운동의 종류와 지속 시간을 테스트하는 일은 음식을 테스트하는 일과 똑같다. 하루, 몸에 맞는 음식을 먹는 날을 똑같이 반복하되, 운동을 하나 추가하라. 모든 것이 전날과 같은데(음식, 수분 섭취, 나트륨 수준, 수면, 스트레스 수준 등) 체중이 줄지 않는다면 운동을 과하게 한 것이다.

뒤에 소개되는 5일간의 자가 테스트에서, Day 24에 운동을 테스트한다. 하지만, 20일을 마치고 아무 때나 가장 적절한 시점에 할 수 있다. 모든 테스트가 그렇듯이, 몸이 반응을 일으키면 하루 이틀 쉬어 다음 테스트를 하기 전에 반드시 회복할 기회를 주어라.

우리가 발견한 바로는, 체중 감량에 가장 문제가 되는 운동으로는 자전거 타기, 강도 높은 인터벌 훈련, 크로스핏, 핫요가 등이 있다. 이런 운동들이 효과가 없다는 뜻은 아니다. 단지 몸에 과도한 스트레스를 주지 않기 위해 반드시 운동을 테스트하기 바란다. 한 시간 이상 뛰는 운동을 할 때는 체중이 늘었는데 30분으로 줄인 후 살이 빠진 고객들이 있다. 고객 중에는 80km 이상 자전거를 타서 자가면역질환이 유발되었고, 자전거를 탄 후 매번 900g이 늘었다는 사실을 믿지 않으려는 사람도 있었다. 더 힘들고 빠르게 운동해야 한다는 생각은 버려라. 자신의 균형을 유지하는 방법을 찾아라.

진화하는 반응

우리 몸이 끊임없이 변화하듯이 체질도 끊임없이 바뀐다. 지금까지 인생에서 몇 번 염증 반응이 일어나 건강이 나빠졌듯이(35세, 42세, 50세, 갱년기, 그리고 건강이 안 좋거나 극도의 스트레스를 받을 때 가장 많이 나타난다), 앞으로도 염증이 발목을 잡을 수 있다. 그렇다면 체질이 바뀌고, 몸에 맞던 음식이 반응을 일으키는 쪽으로 방향을 틀었다는 걸 어떻게 알 수 있을까?

체중계가 말해준다.

어떤 음식을 중단하거나 덜 먹어야 되는지 알기 위해서는 간단히 체중계를 이용하면 된다. 전과 달리 어떤 음식을 먹고 계속 체중이 늘거나 그대로라면, 체질이 바뀌는 중이라는 신호일 수 있다. 데이터를 모으는 방법을 알지 않는가. 체중이 늘거나 그대로였던 날에 무엇을 먹었는지 확인한 후 공통분모를 찾아내 정식으로 다시 테스트할 수 있다.

내가 바로 가장 좋은 예다. 나는 예전에 스테이크를 먹고 230g을 꾸준히 뺄 수 있었다. 수년간 토요일 밤마다 맛있는 스테이크를 구웠고 몸 상태는 좋았다. 그러다 42세 무렵, 두통이 다시 시작되었다. 거의 30년 동안 제대로 된 식단과 허브로 두통을 쉽게 가라앉혔던 나는 당연히 걱정이 컸고, 체중계에서 단서를 찾아내려 했다.

월요일 아침마다 230g이 늘고 있었다. 처음에는 초콜릿이나 빵을 너무 많이 먹은 탓이라고 생각했다. 하지만 곧바로 스테이크가 원인이라는 걸 깨달았다. 스테이크를 끊었더니 월요일 아침의 체중 증가와 두통이 사라졌다. 40대에 찾아오는 완만한 체중 증가가 멈추었다. 내 체질이 바뀌어 염증 반응이 일어나고 스테이크에 민감해졌던 것이다.

나는 플랜의 효과를 알고, 반응을 일으키는 음식을 끊으면 몸이 치유될 가능성이 크다는 것도 안다. 그래서 6개월 후에 스테이크를 다시 테스트했다. 이번에는 체중은 그대로였고, 기쁘게도 두통이 오지 않았다. 하지만 나는 여전히 식단표에 스테이크를 넣지 않았다. 그 후 1~2년 동안 스테이크를 몇 번 테스트했지만 같은 결과를 얻었다. 3년 후에 스테이크를 다시 테스트했는데, 0.5kg이 빠졌고 두통이 오지 않았다. 요즘은 가끔 스테이크를 맘껏 즐긴다.

스테이크가 나에게 염증을 일으킬 수 있다는 사실을 안다면, 스테이크를 끊어야 하는 시점을 어떻게 알까? 체중계를 보면 된다. 스테이크를 먹은 후 몸무게가 그대로거나 늘면 바로 먹는 걸

중지해야 한다는 신호다.

플랜을 하며 산다는 것은 목표한 체중과 건강 상태에 도달하는 것 이상이다. 플랜은 평생에 걸쳐 자신의 몸과 관계를 맺는 과정이며, 그 과정 속에서 몸을 최적으로 기능하게 하는 음식들을 알게 된다. 우리의 몸은 체중계의 숫자나 증상, 기분을 통해 언제나 우리에게 말을 건다. 몸의 신호에 귀를 기울이면 정말로 몸은 알아야 할 모든 것을 알려준다.

평생 건강을 위한 플랜

아마도 당신이 이 책을 집어 든 이유는 온갖 다이어트를 시도해 보았지만 살을 뺄 수 없었거나 낫지 않는 만성질병이 있거나 몸이 전과 같지 않은데 대처할 방법을 몰라서일 것이다. 이유가 어떻든 한 사람 한 사람에게 건강과 체중을 관리하는 평생 지침을 전하는 일은 기쁨이자 영광이다.

앞으로 몸 상태가 오르락내리락 할까? 당연히 그렇다. 우리 몸은 원래 그렇다. 하지만 이제는 몸을 관리할 수 있기 때문에 변화무쌍한 몸에 휘둘리지 않을 것이다. 우리는 자기 몸의 주인이며, 궁극적으로 자기 몸의 전문가가 될 수 있는 데이터를 갖고 있다. 언제나 체중을 줄이고 건강할 수 있다는 것을 기억하라. 몸의 상태를 알리는 데이터를 활용만 하면 된다. 몸은 체중, 기분,

건강을 통해 무엇이 유익하고 유익하지 않은지 끊임없이 알려준다. 우리는 잘 듣기만 하면 된다.

플랜은 현재, 그리고 앞으로도 언제나 당신의 자산이자 안내자 역할을 할 것이다. 더 많은 도움을 원한다면 플랜의 커뮤니티(www.theplan.com)를 방문해 당신과 마찬가지로 식생활과 삶, 건강의 진정한 의미를 깨달은 수천 명의 사연을 들어보라.

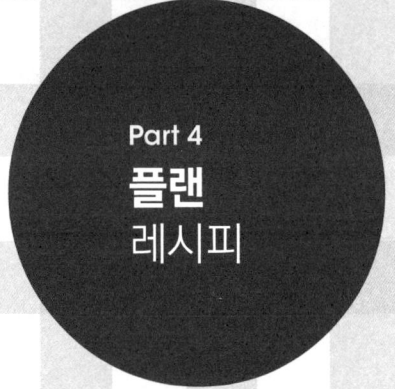

Part 4
플랜
레시피

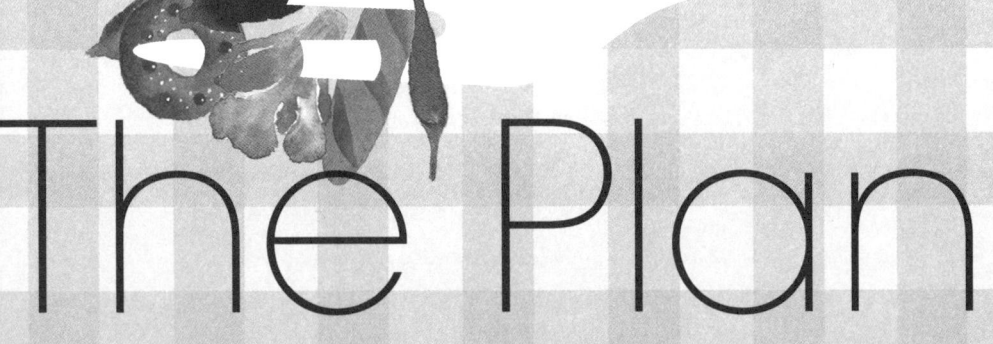

이 레시피들은 나와 우리 센터의 영양사들,
그리고 전국의 플랜 실천자들이 만들고 편집했다. 레시피는 편의상 두 부분으로 나뉜다.
첫 부분은 Day 1 ~ Day 20 기간에 따라야 할 식단표의 레시피고
두 번째 부분은 자가 테스트를 시작할 때 이용할 수 있는 레시피다.

Day 1 ~ Day 20
레시피

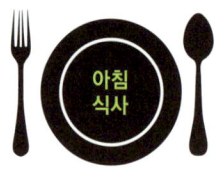

아마씨 그래놀라 Flax granola

아마씨 그래놀라는 집에서 아주 쉽게 만들 수 있다. 그래놀라의 양을 늘리고 싶다면 재료의 양을 두 배로 하면 된다.

> **재료** 통아마씨 1컵, 물 1/2컵, 계피가루, 건포도 · 아몬드 · 크랜베리(취향에 따라, 반드시 테스트한 견과류만 넣어라)
>
> **선택 사항** 바닐라 엑스트랙

한 컵 분량의 아마씨에 물 1/2컵을 붓고, 계피가루(원한다면 다른 향신료를 추가해도 좋다)를 넣어 잘 섞은 후에, 냉장고에 하룻밤을 둔다. 오븐용 구이판에 얇게 편 다음, 섭씨 135도에서 50분에서 한 시간 동안 굽는다. 굽는 동안 몇 번 뒤적여 수분을 없앤다. 오븐에서 꺼내기 10분 전에 건포도와 견과류, 말린 과일을 추가한다. **2~3인분**

스무디 Smoothie

> **재료** 라이스드림, 배 1개, 딸기류 열매 1/2컵, 아보카도 1/4컵, 얼음
> **선택 사항** 꿀 또는 아가베즙 1작은술, 바닐라 엑스트랙 또는 계피, 치아씨

470~590ml의 라이스드림을 블렌더에 넣고, 배, 딸기류 열매, 아보카도, 얼음을 추가한다(갑상선에 문제가 있다면 얼음은 넣지 않는다). 원하는 다른 재료를 추가해도 된다. 부드러워질 때까지 블렌더를 돌린다. **1인분**

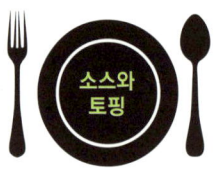

인디언 스파이스 럽 Indian spice rub

재료 무염 카레 분말 6큰술, 황설탕 1~2큰술, 천일염 1/4작은술, 굵게 간 붉은 고추 또는 고춧가루 1큰술, 쿠민가루 1큰술, 고수가루 1큰술, 울금 1큰술, 계피 1큰술, 생강가루 1큰술

카레분말과 황설탕, 천일염을 섞는다. 나머지 재료를 넣어 간을 맞춘다. 진공 용기에 넣어 최대 6개월 정도 숙성시킨다. **6-8인분**

레몬 마늘 소스 Lemon garlic sauce

재료 마늘 5통, 엑스트라 버진 올리브유 2큰술, 레몬즙 4큰술, 간을 맞출 천일염, 통후추(금방 간 것)

통마늘의 껍질을 살짝 벗긴다. 요리용 솔을 이용해 마늘에 올리브유를 바른 후, 섭씨 200도 오븐에서 45분 동안 통째로 굽는다. 오븐에서 꺼내 10분 동안 식힌다. 한 쪽씩 떼어낸 후 으깨면서 껍질을 제거한다. 나머지 재료를 넣어 블렌더나 푸드프로세서로 간다. **4인분**

소화를 돕고 식중독을 줄이는 허브

오레가노, 타임, 계피, 정향과 같은 허브와 향신료의 이점은 기분 좋은 풍미와 향만이 아니다. 이런 식물의 기름에서 추출한 화합물에는 강력한 항균 물질이 가득하다. 대장균 같은 식품 매개 병원균을 가라앉힐 만큼 강력하다.

플랜에서 사용하는 모든 허브와 향신료는 항생, 항균 물질과 소화를 돕는 특성으로 유명하다. 울금, 계피, 쿠민, 검은 후추, 로즈마리, 마늘, 양파, 민트, 생강, 정향 등이 포함된다. 그러니 나트륨을 줄이는 대신 향신료를 마음껏 이용해 건강을 누리기 바란다.

망고 오이 살사 Mango cucumber salsa

> **재료** 망고 1개(잘게 썬 것), 오이 1개(깍둑썬 것), 살짝 구운 할라페뇨 1/2개 (매운맛을 원한다면 1개, 껍질이 거무스름해질 때까지 불 위에 직접 굽는다)
> **선택 사항** 생 양파 작은 것으로 1/2개(잘게 썬 것), 고수

모든 재료를 버무려서 생선이나 닭고기 요리에 2~3큰술 얹어낸다.
6-8인분

오렌지유(또는 레몬유나 라임유) Orange oil

재료 오렌지 1개(유기농이 좋다), 엑스트라 버진 올리브유 1/2컵

껍질을 세제로 꼼꼼히 씻는다. 오렌지(레몬유나 라임유를 선호한다면 레몬이나 라임을 선택) 1개의 껍질을 모두 벗겨 올리브유에 담근다. 향이 강한 오일을 원한다면 2개로 늘린다. 찐 채소나 생선 구이에 조금 떨어뜨리거나 비네그레트 드레싱에 풍미를 더할 때 이용한다.

감귤류 껍질로 만든 오일이 좋은 이유

레몬, 오렌지, 라임, 귤의 껍질에 든 기름은 인체의 해독 능력을 지원하고, 항산화 기능을 향상시키며 암을 퇴치한다. 연구결과 일주일에 레몬유를 1/2큰술만 먹어도 피부암이 생길 가능성이 50% 감소한다고 한다.

오렌지 껍질에는 LDL 콜레스테롤과 트리글리세리드를 낮추고 혈압을 조절해 심장병의 위험을 줄이는 헤스페리딘이 들어 있다. 헤스페리딘이 많으면 유방암이 감소한다고 밝힌 연구도 있다. 또 오렌지와 레몬 껍질에 든 펙틴은 프리바이오틱처럼 작용한다. 프리바이오틱은 소화 기능과 적절한 면역 기능을 유도하는 프로바이오틱의 자연스런 성장을 돕는다.

매운 살구 글레이즈 Spicy apricot glaze

재료 살구잼 1/2컵, 물 1/4~1/2컵, 아도보 소스에 든 치포틀(할라페뇨를 불에 구워 말린 것) 1큰술이나 훈제한 치포틀 파우더 2큰술

모든 재료를 넣고 부드러워질 때까지 섞는다. **12-16인분**

매콤한 코코넛 소스 Spicy coco sauce

재료 양파 1개(잘게 썬 것), 마늘 서너 쪽(다진 것), 생강(적당량), 계피, 쿠민가루 · 울금가루 · 후춧가루 · 붉은 고추(모두 간을 맞추기 위함), 코코넛밀크 캔 1개 (저지방 코코넛밀크는 사용하지 말 것), 소금 1/2작은술, 황설탕 1큰술 듬뿍

양파와 마늘을 코코넛밀크에 살짝 볶는다. 소금과 황설탕을 넣고 20분 간 졸인다. 소스를 5일 동안 냉장고에 두거나 냉동시켜도 된다. 1회 분량은 1/8컵이다. **4인분**

▶ **일러두기** 플랜을 하는 사람들에게 전설이 된 소스다. 너무나 맛이 좋아 이 소스만 있으면 어떤 음식이라도 먹을 수 있다는 고객들이 많다.

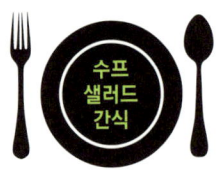

비트 당근 샐러드 Beet and carrot salad

> **재료** 당근 4~5개, 비트 작은 것 1개

당근과 비트의 껍질을 벗긴다. 한꺼번에 갈아서 우묵한 그릇에 담는다. **4인분**

당근 생강 수프 Carrot ginger soup

> **재료** 당근 680g, 애호박 1개, 양파 1개, 마늘 두세 쪽, 생강(간 것), 물 1ℓ, 계피가루·쿠민가루·양파가루·후춧가루(취향에 따라)

채소를 다진 후 양념을 넣고 부드러워질 때까지 뭉근히 끓인다. 걸쭉하게 끓이려면 물을 반만 넣는다. 블렌더나 푸드프로세서로 걸쭉하게 간다. **6-8인분**

케일 채소 볶음 Sauteed kale with vegetables

재료 케일 5~6장, 표고버섯 4송이, 엑스트라 버진 올리브유 2큰술, 좋아하는 허브

적당하게 자른 케일과 표고버섯에 좋아하는 허브를 넣고 올리브유로 볶는다. 식힌 후에 취향에 맞는 고명(호박씨, 치즈, 아보카도, 아몬드 조각 등)을 올리거나 다른 채소를 곁들인다. **2인분**

케일, 병아리콩, 염소 치즈 샐러드 Kale, chickpea, and goat cheese salad

재료 케일 한 단, 엑스트라 버진 올리브유 2큰술, 병아리콩 1/2컵, 사과 1/2개(잘게 썬 것), 염소 치즈 56g, 라임 껍질 비네그레트

적당하게 자른 케일을 엑스트라 버진 올리브유에 1~2분 정도 볶는다. 병아리콩을 얹고, 사과와 치즈를 고명 삼아 올린다. 드레싱은 라임 껍질 비네그레트를 사용한다. 겨자를 테스트했다면, 라임 껍질 비네그레트 대신 머스타드 비네그레트를 넣어도 좋다. **2-3인분**

구운 호박, 케일, 만체고 샐러드 Roasted squash, kale, and manchego salad

> **재료** 호박 1개(2.5cm 크기로 썬 것), 케일 한 단, 표고버섯 3송이, 엑스트라 버진 올리브유 2큰술, 만체고 치즈 가루 50~80g 정도, 기호에 맞는 드레싱
> **선택 사항** 크레미니 버섯(반응도가 낮다), 호두나 찐 깍지콩(테스트를 통과했다면)

호박을 섭씨 220도 오븐에서 30분 동안 굽거나, 5~6분 동안 찐다. 적당히 자른 케일과 버섯을 엑스트라 버진 올리브유로 2~3분간 볶고 호박을 얹는다. 만체고 치즈 가루를 뿌린다. 원하면 채소를 추가하고, 드레싱으로 마무리한다. **4인분**

매콤한 병아리콩 시금치 샐러드 Spicy chickpea spinach salad

재료 울금, 생강, 계피, 붉은 고추(모두 양념 재료), 마늘 서너 쪽(다진 것), 중간 크기 양파(다진 것), 천일염, 병아리콩 420g, 유기농 시금치 4~6컵(갑상선 기능 장애가 있다면 시금치 대신 녹색 채소를 넣어라), 당근 1/4컵(강판에 간 것), 호박씨 1/4컵

울금, 생강, 계피, 붉은 고추, 마늘, 양파에 소금을 조금 뿌려 빨리 볶는다. 3분간 뭉근히 끓인 후 병아리콩을 넣는다. 10분간 더 끓이며 빨리 저어준다. 시금치를 넣는다. 시금치가 숨이 죽으면(시금치가 함유한 철의 흡수율이 좋아진다) 당근 간 것과 호박씨로 마무리한다. **2-4인분**

매콤한 채소 수프 Spicy vegetarian soup

> **재료** 양파 1개(다진 것), 마늘 4쪽(다진 것), 가금류 조미료 1큰술, 계피 1작은술, 다진 생강 1큰술, 매콤한 코코넛 소스 1컵, 꿀 1~2작은술, 물 2리터, 케일 1단, 버터넛호박 1개(다진 것), 애호박 3개(다진 것), 당근 3개(다진 것), 브로콜리 1송이(다진 것), 병아리콩 캔 1개 또는 익힌 병아리콩 3/4컵, 월계수 잎 1장

위의 재료를 기본으로 몸에 맞는 채소를 추가하라. 양파, 마늘, 가금류 조미료, 계피, 매콤한 코코넛 소스, 꿀을 넣고 살짝 볶는다. 물과 채소를 넣고 30분간 뭉근히 끓인다. 요리를 마치기 5분 전에 월계수 잎을 넣고 먹기 전에 꺼낸다. 그대로 먹기를 원한다면 갈아서 넣어라. **4-6인분**

플랜식 다진 채소 샐러드 The Plan Chopped Salad

재료 로메인 상추 5~6컵(다진 것), 애호박 1개(깍둑썬 것), 당근 1개(깍둑썬 것), 사과 1개(다진 것), 아보카도 1/2개, 해바라기씨 한 줌, 고수 잎(양은 취향대로)
선택 사항 양파(깍둑썬 것)

로메인 상추, 애호박, 당근을 섞는다. 사과, 아보카도, 해바라기씨, 고수, 양파(원하면)를 넣고, 원하는 비네그레트와 함께 낸다. **4인분**

집에서 만든 후무스 Homemade hummus

> **재료** 잘 삶아서 물기를 뺀 병아리콩 2컵(삶은 물은 버리지 않는다), 엑스트라 버진 올리브유 1/4컵, 마지막에 뿌릴 올리브유 약간, 껍질 벗긴 마늘 2쪽, 쿠민 1큰술(빻은 것), 레몬즙(1개 사용), 파슬리(다진 것), 고명으로 쓸 파슬리 약간, 천일염 · 후춧가루(취향에 따라)

파슬리를 제외한 모든 재료를 푸드프로세서에 넣고 돌린다. 병아리콩 물이나 그냥 물을 넣어 부드럽고 걸쭉한 퓨레를 만든다.
향신료는 기호에 맞게 넣어라(레몬즙을 더 넣어도 된다). 올리브유를 뿌리고 쿠민과 파슬리를 조금 더 뿌린다. **8-10인분**

버터넛호박 수프

재료 버터넛호박 큰 것 1개, 애호박 2개, 양파 1개, 생강 1큰술(다진 것), 물 1리터, 계피가루 · 후춧가루 · 양파가루(취향에 따라)

모든 채소와 다진 생강에 양념을 넣고 부드러워질 때까지 뭉근히 끓인다(걸쭉하게 만들려면 물을 0.5ℓ만 넣어라). 블렌더나 푸드프로세서로 돌린다. **2~4인분**

초콜릿을 덮은 배 슬라이스 Chocolate-covered pear slices

재료 다크 초콜릿 57g, 치아씨 3큰술, 배 1개(6~8조각으로 잘라 둔 것)

초콜릿을 그릇에 넣고 전자레인지에 녹인다. 치아씨를 넣은 후 배 슬라이스에 뿌린다. 기름 종이 위에 놓고 식힌다. **3~4인분**

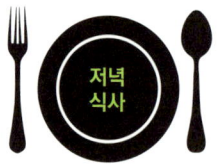

이탈리안 허브와 오렌지 껍질을 넣은 닭요리
Chicken with Italian herbs and orange zest

> **재료** 오렌지 껍질(1개), 말린 이탈리안 허브, 닭가슴살 2인분(여성은 113~170g, 남성은 170~227g)

오렌지를 깨끗이 씻은 후 껍질을 갈아 2큰술 따로 둔다. 닭가슴살 구석구석에 허브를 충분히 뿌린다. 갈아둔 오렌지 껍질을 뿌리고 섭씨 180도 오븐에서 20~30분 굽는다. 굽는 시간은 닭고기의 두께에 따라 달라질 수 있다. **2인분**

채소 탱발 Vegetable timbale

재료 애호박 1개, 양파 1개, 근대 1/2단(갑상선 기능 장애가 있다면 케일을 이용하라), 염소 치즈 113~170g, 당근 1.5개, 표고버섯 8송이, 파마산 치즈나 만체고 치즈 가루 57g

오븐을 섭씨 200도에서 예열하라. 만능 채칼로 채소를 최대한 얇게 썬다. 9인치 베이킹 접시에 라자냐처럼 채소와 부순 염소 치즈를 차곡차곡 얹는다(기름은 바를 필요 없다). 애호박, 양파, 근대, 염소 치즈, 당근, 표고버섯 등을 얹고 맨 위에 파마산이나 만체고 치즈 가루로 장식한다. 오븐에 30분 또는 맨 위의 치즈가 노릇해질 때까지 굽는다. **6인분**

닭고기 파마산 Healthy chicken parmesan

재료 닭가슴살이나 다리살 2인분, 토마토 2개, 엑스트라 버진 올리브유 2큰술, 마늘 2~3쪽, 바질 1/8컵, 무염 모차렐라 치즈나 염소 체더 치즈 가루 85g, 파마산 치즈 28g, 천일염·후춧가루 (취향에 따라)
선택 사항 로즈마리와 오레가노

닭고기를 취향대로 조리한다. 토마토를 깍둑썰기해서 마늘, 바질, 소금, 후춧가루를 넣고(취향에 따라 선택사항인 허브를 넣는다), 올리브유로 2분간 볶는다. 볶은 토마토를 닭고기 위에 얹고 치즈를 올린다. 3~4분간 높은 온도에서 굽거나 치즈가 갈색이 될 때까지 굽는다. **2인분**

양고기 버거 Lamb burgers

재료 양고기 450g(간 것), 애호박 1개(간 것), 표고버섯 4~5송이 (다진 것), 허브와 향신료(이탈리안 허브 믹스, 프로방스 허브, 쿠민가루 · 울금가루 · 후춧가루 등)

재료를 모두 섞어 4개의 패티를 만든다. 약간 덜 익게 팬에서 6~8분간 살짝 굽는다. **4인분**

이탈리안 겨울 채소 모듬 구이 Roasted Italian winter vegetables

> **재료** 당근 3개, 애호박 1개, 브로콜리 1개, 양파 1개, 마늘 3~4쪽, 엑스트라 버진 올리브유 3큰술, 생 혹은 말린 이탈리안 허브(취향에 따라), 천일염·후춧가루(취향에 따라)

섭씨 190도로 오븐을 예열한다. 채소를 잘게 썰어 올리브유, 허브, 소금, 후추를 넣고 버무린다. 시간 여유가 있다면 30분 정도 두었다가 오븐에서 30분 동안 굽는다.

나중에 자가 테스트할 때 이 레시피를 기본으로 테스트하고 싶은 감자나 싹양배추, 기타 채소 등을 추가하면 좋다. 이렇게 채소를 함께 먹으면 감자(체중 증가)와 싹양배추(높은 반응성과 가스)가 일으킬 수 있는 문제가 사라진다. **4인분**

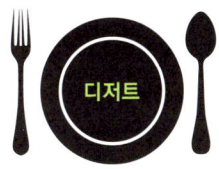

계피 과일 조림 Cinnamon poached fruit

> **재료** 사과나 배 1/2개, 물이나 포도주 1/4컵(가스레인지를 사용할 때), 계피가루
> **선택 사항** 토핑을 위한 신선한 휘핑크림

가스레인지를 사용하는 경우 물이나 포도주 1/4컵으로 과일을 졸이고 계피를 넣는다. 2분간 뭉근히 끓인다.

전자레인지를 사용하는 경우 사과나 배를 익힌 후 계피가루를 뿌린다. 전자레인지로 45분간 가열한다. **1인분**

이 레시피들은 새로운 음식을 테스트하는 방법을 소개하는 3부와
그 이후를 위해 선정했다.
플랜에 적합하고 자신도 좋아하는 요리를 즐기는 새로운 방법을 실험하기 바란다.

자가 테스트를
위한 레시피

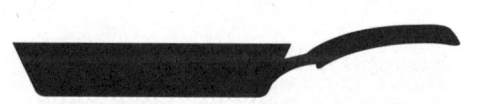

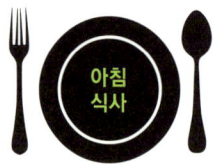

사과 팬케이크와 계피 버터 Apple pancakes with cinnamon butter

팬케이크
재료 사과 2개(껍질을 벗겨 반으로 자른 후 씨를 뺀 것), 오렌지 껍질 1작은술, 다목적 밀가루 1과 2/3컵, 황설탕 2큰술, 베이킹파우더 2.5작은술, 천일염 1/2작은술, 라이스드림 3/4컵, 달걀 2개, 무염 버터(녹인 것) 1/2컵, 1/4컵씩 나누어놓는다.

계피 버터
재료 무염 버터 1/2컵, 슈가 파우더 1/2컵, 계피가루 1작은술, 오렌지 껍질(간 것) 1/2작은술

팬케이크 거칠게 간 사과를 중간 크기의 우묵한 그릇에 담는다. 오렌지 껍질을 넣어 섞는다. 다른 그릇에 밀가루, 황설탕, 베이킹 파우더, 소금을 섞은 다음 중앙에 오목하게 우물을 판다. 코코넛밀크나 라이스드림, 달걀, 녹인 버터 1/4컵을 밀가루 혼합에 넣어 휘젓는다. 사과 혼합에 섞는다. 반죽에 뚜껑을 덮어 상온에서 30분~1시간 동안 둔다.

오븐을 섭씨 120도로 예열하고 안에 구이판을 간다. 팬을 중간 불로

1분간 달군다. 녹인 버터 남은 것을 솔에 묻혀 팬을 문지른다. 반죽을 1큰술씩 크게 떠 팬에 편다. 팬케이크가 서로 붙지 않도록 조금씩 공간을 띄운다. 바닥이 노릇노릇해지고 표면에 거품이 생길 때까지 3분 정도 익힌다. 팬케이크를 뒤집어 바닥이 노릇노릇해질 때까지 2분 더 익힌다. 팬케이크를 오븐의 구이판에 옮겨 열기를 유지한다. 나머지 반죽도 똑같이 반복한다. 팬케이크를 굽기 전 항상 버터 바른 솔로 팬을 문지른다.

계피 버터 우묵한 작은 그릇에 모든 재료를 넣고 전기 믹서로 혼합한다. 팬케이크에 계피 버터를 조금씩 올려 낸다. **팬케이크 8-9개 분량**

애호박 빵 Zucchini Bread

> **재료** 꿀 1/4컵, 달걀 1개, 사과소스 1/4컵, 버터 1/4컵, 애호박 2컵(채썬 것), 레몬 껍질 2큰술, 레몬즙 2큰술, 다목적 밀가루 1.5컵, 베이킹소다 1/2작은술, 베이킹파우더 1/4작은술, 계피가루 1작은술

오븐을 섭씨 160도로 예열한다. 팬에 기름을 바른다.

우묵한 그릇에 꿀, 달걀, 사과소스를 휘저어 섞는다. 여기에 애호박, 레몬 껍질, 레몬즙을 넣는다. 다른 그릇에 밀가루, 베이킹소다, 베이킹파우더, 계피가루를 섞은 후 체로 친다. 두 그릇에 담은 재료를 잘 섞는다. 준비된 팬에 반죽을 붓는다.

반죽의 중앙에 칼을 넣었다 뺐을 때 아무것도 묻어나지 않을 때까지 오븐에 45분간 굽는다. 10분간 식힌 후 식힘망에서 완전히 식힌다. **8-10인분**

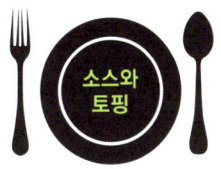

치미추리 소스 Chimichurri sauce

> **재료** 마늘 5쪽, 양파 2큰술(다진 것), 파슬리나 고수 2컵, 오레가노 잎 1/4컵, 엑스트라 버진 올리브유 1/2컵, 라임이나 레몬즙 3큰술, 천일염·금방 간 검은 후추·붉은 고춧가루(취향에 따라)

마늘과 양파를 푸드 프로세서에 넣고 작동 버튼을 눌렀다 뗐다 하며 곱게 간다. 파슬리나 고수, 오레가노를 넣고 또다시 버튼을 눌렀다 뗐다 하며 곱게 간다. 이것을 우묵한 그릇에 옮겨 담는다. 올리브유와 라임이나 레몬즙을 넣고 젓는다(푸드프로세서 바깥에 있는 물을 넣으면 치미추리의 질감이 정확히 맞는다). 소금, 검은 후추, 붉은 고춧가루를 취향대로 넣는다. 냉장고에 보관한다. **8-10인분**

프렌치 로스트 발사믹 양념 French roast balsamic marinade

> **재료** 강한 프렌치 로스트 커피 1/2컵, 발사믹 식초 4큰술, 흑설탕 2~3큰술, 엑스트라 버진 올리브유 2~3큰술, 마늘 2~3쪽(다진 것), 천일염 1/4작은술·후춧가루(취향에 따라)

모든 재료를 혼합해, 쇠고기나 양고기를 재우는 데 1/2컵을 사용한다. 남은 것은 보관해 육즙으로 사용한다. **8인분**

과일 살사 Fruit Salsa

> **재료** 파인애플·복숭아·살구·망고(취향에 따라 과일 2개 선택, 2컵가량), 씨와 함께 구운 할라페뇨 1개(맵게 하려면 할라페뇨 2개, 껍질이 거무스름해질 때까지 불에 직접 굽는다), 양파 1/2개, 라임즙(레몬즙으로 대체 가능) 2큰술, 아가베즙 1큰술, 천일염 조금, 후춧가루, 올스파이스나 볶은 계피가루 1/4작은술

과일, 할라페뇨, 양파를 다져 섞는다. 남은 재료를 넣는다. **8-10인분**

레몬 껍질 비네그레트 Lemon zest vinaigrette

재료 중간 크기 레몬 2개 또는 작은 크기 오렌지 1개, 엑스트라 버진 올리브유 1/2컵, 발사믹 식초 1/4컵, 마늘 한두 쪽(으깬 것), 원하는 허브(취향에 따라)

레몬이나 오렌지 껍질을 하루 동안 올리브유에 담가둔다. 적어도 4~5일이 지나기 전에는 비네그레트를 만드는 것이 좋다. 껍질 담근 올리브유와 발사믹 식초의 비율을 2:1로 하고 으깬 마늘을 섞는다. 밀폐 용기에 담아 냉장고에 두면 일주일간 저장할 수 있다. **6-8인분**

머스터드 비네그레트 Mustard vinaigrette

> **재료** 마늘 1쪽(으깬 것), 발사믹 식초 2큰술, 디종 머스터드 1작은술, 엑스트라 버진 올리브유 5~6큰술, 말린 허브(파슬리나 타임), 양파가루 조금, 후춧가루

재료를 모두 혼합해 좋아하는 샐러드의 드레싱으로 이용하라. 밀폐용기에 담아 냉장고에 두면 일주일간 저장할 수 있다. **8인분**

해바라기 버터 샐러드드레싱 Sunflower butter salad dressing

> **재료** 마늘 1쪽(으깬 것), 엑스트라 버진 올리브유 4큰술, 해바라기 버터 1~2큰술, 사과식초 2큰술, 꿀 1~2작은술, 천일염·후춧가루 (취향에 따라)

으깬 마늘을 올리브유에 넣고 섞는다. 해바라기 버터, 식초, 꿀을 넣고 휘젓는다. 취향에 따라 소금과 후추를 넣는다. 좋아하는 샐러드에 드레싱으로 사용하라. 밀폐 용기에 담아 냉장고에 두면 일주일간 저장할 수 있다. **4-6인분**

생선, 닭고기, 돼지고기 재움 양념 Moderate to high reactivity

> **재료** 오렌지 주스 1/2컵, 바질 1/2컵이나 건조 바질 1큰술, 마늘 2쪽, 황설탕 1큰술, 붉은 고추(취향에 따라)

재료를 모두 혼합해 20분 동안 고기를 재운다. 고기를 요리하고 요리를 마치기 5~7분 전에 양념을 팬에 넣는다. **4인분**

*중상 정도로 반응을 일으킬 수 있다.

생강 드레싱 Ginger dressing

> **재료** 오렌지 주스 2컵, 생강 3큰술(간 것), 아가베즙 1/2작은술

소스팬에 오렌지 주스와 아가베를 넣고 약 20분간 데우거나, 오렌지 주스가 1/2로 줄어들면 아가베즙을 넣고 1분 더 뭉근히 끓인다. 이 드레싱은 채소, 닭고기 구이, 생선 구이 등에 잘 어울린다. 밀폐용기에 담아 냉장고에 두면 일주일간 저장할 수 있다. **16인분**

*중상 정도로 반응을 일으킬 수 있다.

양념 호두 Seasoned walnut

재료 계피 1~2큰술, 취향에 따라 소화를 돕는 향신료 무엇이든 (생강 등), 엑스트라 버진 올리브유 2큰술, 생 호두 1컵, 메이플 시럽 1/8컵

계피(혹은 다른 향신료)를 올리브유에 살짝 볶는다. 호두를 넣고 1분간 휘저은 후, 메이플 시럽을 넣고 잘 섞어 윤기를 준다. 냉장고에 넣어 식힌다. 밀폐 용기에 담아 냉장고에 두면 2주일간 저장할 수 있다. **8인분**

매콤한 땅콩 소스 Spicy peanut sauce

> **재료** 땅콩버터 1/3컵(부드럽게 만든 것), 물 4큰술, 라임 주스 3~4큰술, 생강 1큰술(간 것), 마늘 1쪽(간 것)
> **선택 사항** 아가베즙 1큰술

모든 재료를 작고 우묵한 그릇에 넣고 섞는다. 필요하다면 땅콩버터를 전자레인지에 몇 분 돌려 부드럽게 만들어라. 전채 요리의 찍어 먹는 소스나 샐러드드레싱, 혹은 닭고기 소스로 이용하면 좋다.

8-10인분

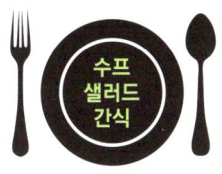

사과 쿠민 칩 Apple cumin chips

재료 쿠민가루 2작은술, 아오리 사과 2개, 천일염 조금·후춧가루 (취향에 따라)

오븐을 섭씨 93도로 예열한다. 쿠민가루, 소금, 후춧가루를 섞는다. 팬에 위 재료의 1/2을 얹고 사과를 약 3mm 정도로 얇게 썰어 올린다. 그 위에 나머지 재료를 뿌린다. 바삭해질 때까지 90분 정도 굽다가 사과 슬라이스를 꺼내 식힌다. 슬라이스를 밀폐 용기에 담아두면 일주일간 먹을 수 있다. 후무스나 땅콩버터를 곁들이면 플랜에 적합한 멋진 간식이 된다. **4인분**

비트 카르파치오 Beet carpaccio

> **재료** 비트 2~3개, 레몬주스 1/8컵, 엑스트라 버진 올리브유 1/4컵, 천일염 조금, 원하는 허브, 마늘 1~2쪽

칼로 비트를 얇게 자른다. 다른 재료와 비트를 모두 혼합해 24시간 동안 재운다. 미나리나 아루굴라 같은 쓴 맛이 나는 녹색 채소와 함께 낸다. 남은 것은 훌륭한 비네그레트가 된다. **6-8인분**

닭고기 꽃상추 양파 수프 Chicken escarole onion soup

재료 뼈를 바른 닭다리살 5개(네 등분으로 자른 것), 셀러리 2대(약 6cm 간격으로 자른 것), 당근 2개(다진 것), 양파 2개(다진 것), 파스닙 1개(다진 것), 딜 2큰술(다진 것), 파슬리 2큰술(다진 것), 천일염 1/4작은술, 검은 후추(금방 간 것), 꽃상추 450g(다진 것)

물 4ℓ를 커다란 냄비에 넣고 센불에서 끓인다. 닭고기를 넣어 끓이며 거품이 올라오면 걷어낸다. 약불로 줄여 뚜껑을 열고 2시간 동안 끓인다. 셀러리, 당근, 양파, 파스닙, 딜, 파슬리를 넣는다. 뚜껑을 열고 1시간 동안 천천히 가열한다.

커다랗고 우묵한 그릇에 체를 받히고 수프를 거른다. 건더기는 버리고 거른 물에 소금과 후추로 간을 한다. 뚜껑을 덮어 냉장고에 하루 밤 둔다.

수프 위에 생긴 기름막을 제거한다. 커다란 소스팬에 수프를 넣어 끓인다. 내기 직전에 꽃상추를 넣고 부드러워질 때까지 3분간 익힌다. **8-10인분**

고구마튀김과 녹색 채소 Fried sweet potato with greens

재료 고구마 1개, 엑스트라 버진 올리브유 2큰술, 케일 1단 또는 여러 가지 녹색 채소 8컵, 파마산 치즈 가루 57g, 후춧가루
선택 사항 표고버섯 4~5송이

고구마를 얇게 썰어, 포크로 눌러 들어갈 정도로 부드러워질 때까지 올리브 오일로 살짝 튀긴다(원하면 표고버섯도 넣어라). 녹색 채소나 찐 케일, 파마산 치즈 가루, 후추를 넣어 뒤적인다. **4인분**

아보카도 닭고기 샐러드 Aavocado chicken salad

재료 닭가슴살이나 다리살 1개(익혀서 잘라둔 것), 아보카도 1/2개, 마요네즈 1작은술, 파 1개(어슷 썬 것), 고수·라임 주스·천일염·후춧가루(취향에 따라)

우묵한 그릇에 재료를 모두 섞는다. **2인분**

케일-염소 치즈 스프레드 Kale-goat cheese spread

재료 케일 1/2단, 샬롯 1개, 엑스트라 버진 올리브유, 마늘 1쪽, 부드러운 염소 치즈 28~56g

케일과 샬롯을 올리브유에 살짝 볶은 후 마늘과 올리브유를 더 넣고 뒤적인다. 푸드프로세서에 넣고 충분히 섞은 후 염소 치즈를 넣고 프로세서를 다시 돌려 섞는다. 프렌치 빵, 호밀 크래커, 잡곡빵 등에 발라 먹으면 좋다. **6-8인분**

채소 팬케이크 Healthy veggie pancakes

> **재료** 달걀 흰자 3개, 애호박 2개(간 것), 모차렐라 치즈 56g(간 것, 종이 타월로 눌러 물기를 제거한다), 양파 1큰술(간 것), 치아씨 1큰술, 후춧가루

달걀 흰자를 풀어 나머지 재료와 섞는다. 애호박이 부서지지 않도록 조심스럽게 섞는다. 팬케이크 모양으로 6~8개 만들어 프라이팬에 부친다. 3~4분간 익힌 후 뒤집어 노릇해질 때까지 3~4분 더 익힌다. **작은 팬케이크 6~8개 분량, 2-3인분**

매운 브루스케타 Spicy bruschetta

> **재료** 엑스트라 버진 올리브유, 칠리 플레이크나 레몬 껍질 또는 오렌지 껍질, 파마산 치즈 가루, 마늘(다진 것), 바게트빵(썰어놓은 것), 굽거나 볶은 채소(바질과 구운 애호박 또는 볶은 표고버섯)

칠리 플레이크나 레몬 껍질, 오렌지 껍질 중 하나와 파마산 치즈 가루, 다진 마늘을 올리브유와 섞는다. 썬 바게트를 구워 기름 바른 솔로 문지른다. 빵 위에 채소를 토핑한다. **15인분**

집에서 만드는 과카몰리 Homemade guacamole

> **재료** 잘 익은 아보카도 2개, 양파 1/2개(간 것), 할라페뇨 1개, 라임 주스 1/2개, 천일염 1/8작은술, 후춧가루
> **선택 사항** 토마토 1/2개 또는 다진 고수 2큰술

아보카도를 반으로 잘라 씨를 뺀 후 과육을 으깬다. 양파, 할라페뇨, 라임 주스, 소금, 후추를 넣고 좀 더 으깬다. 선택 사항 재료를 넣고 마무리한다.

크림 같은 질감을 내기 위해 물을 넣어도 좋다. 과카몰리가 갈색으로 변하지 않도록 아보카도 씨를 넣고 밀폐 용기에 넣어 냉장고에 보관하면 3일 동안 먹을 수 있다. **8-10인분**

시금치 샐러드 Spinach salad

> **재료** 생 호두 3큰술, 유기농 시금치 1단, 염소 치즈 56g 또는 만체고 치즈 28g, 황갈색 건포도나 건조 크랜베리, 체리 1/8컵, 양파 2큰술(간 것), 원하는 드레싱

마른 팬에 견과류를 넣고 30분간 혹은 황갈색이 될 때가지 저어주며 볶는다. 시금치를 1분 정도 혹은 숨이 죽을 때까지 살짝 볶는다. 치즈나 건포도, 또는 다른 건조 과일, 그리고 양파를 넣고 드레싱과 버무린다. **2-3인분**

스프링롤 Spring rolls

> **재료** 커다란 상추잎 3장(찢어서 준비), 오이 1개(채썬 것), 애호박 1/2컵(채썬 것), 파 2대(다진 것), 당근 1개(간 것), 버미셀리 콩줄기 국수 1컵, 고수 2큰술, 바질 2큰술, 물 1컵, 스프링롤 피 6~8개

스프링롤 피, 물, 고수, 바질을 제외한 모든 재료를 커다랗고 우묵한 그릇에 넣고 잘 버무린다. 낮은 팬에 물을 넣는다. 스프링롤 피를 한 번에 1개씩 물에 담가 부들부들하게 만든다. 스프링롤 피 한 장에 채소를 숟가락으로 2~3큰술씩 담는다. 바질과 고수 2~3개를 얹고 피를 말아 싼다. **6-8인분**

미나리 사과 샐러드 Watercress and apple salad

재료 사과 3개, 라임 주스 1큰술, 플레인 요구르트 1/4컵, 생 아몬드 버터 2큰술, 물 1큰술, 천일염 1/8작은술·후춧가루(취향에 따라), 미나리 2~3단

사과를 깍둑썰기해 라임 주스에 버무린다.(사과의 갈변을 막을 수 있다). 플레인 요구르트, 아몬드 버터, 물, 라임 주스 1큰술, 천일염, 후춧가루를 휘저어 섞고 미나리와 사과를 넣어 버무린다. **4인분**

야생 버섯 크로스티니 Wild mushroom crostini

> **재료** 느타리버섯 3컵(썬 것), 표고버섯 3컵(썬 것), 엑스트라 버진 올리브유나 송로유 2~3큰술, 천일염과 후춧가루, 바게트빵(자른 것)
> **선택 사항** 파마산 치즈 가루

기름에 버섯을 살짝 볶는다. 소금과 후추로 간 한다. 자른 바게트빵을 썰어 오븐에 굽고, 숟가락으로 볶은 버섯을 떠서 얹는다. 원한다면 파마산 치즈 가루로 토핑한다. **15인분**

아마씨 특별 간식 Flaxseed treats

재료 아마씨 1컵(170g 정도), 황설탕 3큰술, 꿀 3큰술
선택 사항 계피가루 또는 생강가루 조금

아마씨를 물 1/2컵에 담가 하룻밤 둔다. 구이판에 얇게 펴서 섭씨 135도에서 굽는다. 중간 중간 뒤적여 습기를 제거한다.

커다란 기름종이 2장에 요리용 스프레이를 듬뿍 뿌린다(쿠키판이나 베이킹 팬을 이용해도 좋다). 작은 소스팬에 황설탕과 꿀을 섞어 약불로 데운다. 쫄깃한 식감을 위해 5분 정도 가열한 다음 아마씨를 넣고 윤기가 날 때까지 나무 숟가락으로 젓는다. 아마씨 혼합을 기름종이 한 장에 편 후, 기름 부분이 아래로 향하도록 또 한 장의 기름종이를 덮는다. 아마씨 혼합이 1cm 두께가 되도록 밀대로 민다. 덮은 기름종이를 제거한다. 식힌 후 떼어 낸다. 밀폐 용기에 보관한다.

10-12인분

호박-해바라기씨 간식 믹스 Pumpkin-Sunflower seed snack mix

> **재료** 호박씨 1컵, 해바라기씨 1컵, 통후추(간 것), 마늘가루 1큰술, 엑스트라 버진 올리브유 2큰술

비닐봉지에 재료를 모두 넣고 양념이 씨앗에 고루 묻을 때까지 흔든다. 섭씨 74도에서 15~20분, 또는 연갈색이 될 때까지 굽는다. **8-10인분**

케일 칩 Kale Chips

> **재료** 케일 1단(다진 것), 엑스트라 버진 올리브유 1큰술, 천일염 조금, 후춧가루, 라임 주스
> **선택 사항** 칠리 플레이크 1큰술

오븐을 가장 낮은 온도로 예열한다. 반드시 마른 케일을 사용하고, 올리브유를 살살 묻힌 후 소금과 후추, 원하면 칠리 플레이크를 뿌린다. 마지막에 라임 주스를 넣는다. 구이판에 케일을 깔고 40분~1시간 굽는다. **4-8인분**

채소 튀김 vegetable fries

> **재료** 연근 4개(1.5cm 두께로 길게 썬 것), 루타베가 1개(1.5cm 두께로 길게 썬 것), 엑스트라 버진 올리브유 2~3큰술, 천일염, 후춧가루

오븐을 230도로 가열한다. 채소에 올리브유, 소금, 후추를 넣고 버무린 다음 구이판에 올리고 20~25분 굽는다. 중간에 한 번 뒤적여 준다. **6-8인분**

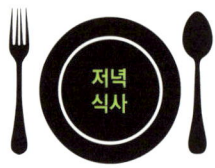

채소 샌드위치 Veggie sandwich

> **재료** 아보카도 1/4개, 통곡물 빵, 당근 1/4개(채썬 것), 오이(어슷 썬 것), 해바라기씨, 채소

아보카도를 빵 한 조각에 펴 바른 후, 당근, 오이, 해바라기씨, 채소를 올린다. **1인분**

구운 '프라이드' 치킨 Baked 'fried' chicken

재료 원하는 양념(육포 양념, 바비큐 양념, 계피 훈제 치포틀, 프로방스 허브 등), 빵가루 2컵, 닭다리살 450g

빵가루에 원하는 양념을 넣는다. 닭고기에 양념한 빵가루를 꼼꼼히 묻힌다(달걀은 넣지 않아도 된다). 200도의 무쇠 팬에 30분간 굽는다. 한 번 뒤집어주고 10분 더 굽는다. **4인분**

매콤한 오렌지 소고기 볶음 Spicy orange beef stir-fry

재료 오렌지 1개, 천일염 1/4큰술, 청주 1큰술, 꿀 1작은술, 소고기 450g(볶기 위해 다진 것), 엑스트라 버진 올리브유 2큰술, 마늘 3~4쪽(편으로 썬 것), 물 1/3컵, 홍피망 1개, 브로콜리 3~4컵, 양파 파란 부분 1/2컵(자른 것), 생강 1큰술(다진 것)·칠리 플레이크(취향에 따라)

오렌지는 껍질을 벗겨 따로 둔다. 오렌지를 짠 즙을 우묵한 그릇에 담고 여기에 소금, 청주, 꿀을 섞어 따로 둔다.
소고기를 올리브유 1큰술로 살짝 볶아 접시에 담아 둔다.
남은 올리브유를 팬에 두르고, 마늘, 생강, 칠리 플레이크를 넣는다. 30초 정도 볶는다. 물, 피망, 브로콜리를 넣는다. 4~5분간 가열한 후 오렌지 껍질 혼합을 넣는다. 소고기와 봄양파를 넣고 1분 또는 원하는 만큼 더 볶는다. **4인분**

옥수수가루 생선 튀김(닭고기 튀김) Cornmeal fried fish(or chicken)

재료 생선이나 닭고기 450g, 옥수수가루 1컵, 원하는 양념(육포 양념, 이탈리안 허브 혼합, 인디언 스파이스 럽 등), 엑스트라 버진 올리브유 2큰술
선택 사항 레몬이나 파슬리, 고수

생선이나 닭고기를 가늘고 길게 자른다. 옥수수가루와 원하는 양념 3~4큰술을 섞는다. 생선이나 닭고기에 양념한 옥수수가루를 고루 묻힌다. 큰 냄비에 올리브유를 넣고 중불로 가열한다. 생선이나 닭고기를 볶는다. 레몬이나 파슬리, 고수로 장식한다. **4인분**

채소 버거 Veggie burger

> **재료** 현미 1/2컵(쌀을 더 넣고 싶으면 양을 두 배로 하라), 렌틸콩 1/2컵, 엑스트라 버진 올리브유 1과 1/2큰술, 양파 1개(깍둑썬 것), 표고버섯 1/2컵(썬 것), 비트 3개(썬 것), 마늘 3~4쪽, 레몬즙 1큰술, 치포틀 1개, 아마씨 2큰술, 호박씨 1큰술
> **선택 사항** 얇게 저민 치즈

쌀과 렌틸콩을 물컹거릴 만큼 푹 삶는다. 팬에 올리브유를 1작은술을 두르고 센불로 가열한다. 양파를 넣고 중불로 줄여, 양파가 투명하고 부드러워질 때까지 익힌다. 버섯을 넣고 부드러워질 때까지 익힌다(10분 정도 더 가열한다). 비트를 넣고 저어준다. 뚜껑을 닫고 비트가 완전히 부드러워질 때까지 가끔 저어주며 익힌다. 다진 마늘을 넣고 마늘향이 날 때까지 30초 정도 익힌다. 레몬즙으로 팬을 헹군다. 올리브유 1큰술과 다진 치포틀을 넣는다. 잘 섞은 후에 양념을 조절한다. 접착제 역할을 하는 아마씨와 호박씨를 넣고 좀 더 저으며 익힌다. 쌀과 렌틸콩에 채소를 넣고 섞는다.

무쇠팬을 가장 센불로 달군다. 팬 바닥이 완전히 덮이도록 올리브유 1~2작은술을 두른다. 버거 혼합을 1컵 정도 떠서 손으로 패티를 만든다. 패티를 팬에 올리면 곧바로 지글지글 소리가 나야 한다(지글거리지 않으면 1~2분 더 기다린 후에 다른 패티를 넣어라). 패티의 간격을 띄워 팬에 최대한 많이 올린다. 패티를 팬에 모두 올렸으면 센불

을 약간 줄인다.

패티를 2분간 익힌 다음 뒤집는다. 익힌 부분이 바삭한 느낌이 나야 한다. 뒤집을 때 부서지면 스패츌라로 모양을 다시 잡는다. 뒤집은 쪽이 다 익으면 다시 붙을 것이다. 치즈를 넣고 싶으면, 이때 버거 위에 한 조각을 얹는다. 뒤집은 면을 2분간 익힌다.

익힌 버거는 그날 먹어야 한다. 익히지 않은 버거는 밀폐 용기에 담아 냉장 보관했다가 원할 때 익혀 먹으면 1주일까지 먹을 수 있다. **8-10인분**

저반응 파스타 Low reactive pasta

재료 다목적 밀가루 1과 1/4컵(파스타 밀가루보다 반응이 일어날 가능성이 적다), 달걀 2개, 천일염 조금

밀가루를 체로 친 후 중간에 오목하게 우물을 만들어 푼 달걀을 붓는다. 손으로 달걀을 밀가루에 섞어 10분간 치댄다. 반죽을 공처럼 만들어 15분간 둔다.

반죽 표면에 밀가루를 조금 묻힌 다음 밀대로 밀어 얇게 편다. 원하는 모양으로 자르거나 파스타 기계에 넣는다. 파스타 면을 20분 정도 말리는 게 좋다. 소금을 조금 넣은 물에 국수를 4~5분간 삶는다. 원하는 소스와 함께 낸다. **4인분**

애호박 피자 Zucchini pizza

> **재료** 애호박 1개, 엑스트라 버진 올리브유, 마늘 2~3쪽(다진 것), 로즈마리 2작은술(다진 것), 바질 잎 2큰술(다진 것), 모차렐라 치즈 168g

애호박을 세로로 얇게 썰어 구이기나 구이팬에 놓고 올리브유를 묻힌 솔로 문지른다. 애호박이 부드럽게 익고 갈색이 날 때까지 굽되, 질퍽거릴 정도로 너무 굽지는 마라. 애호박을 팬에서 꺼내 마늘과 로즈마리를 고루 묻힌다. 애호박을 팬에 다시 넣고 바질 잎을 뿌리고 모차렐라를 덮는다. 구이기나 구이팬에 다시 넣어 치즈가 녹을 때까지 둔다. **6인분**

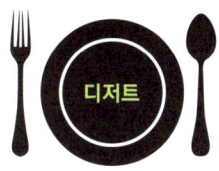

당근 케이크

재료 곱게 간 당근(꽉꽉 눌러 담아 2컵 준비), 오렌지 주스 1개, 바닐라 엑스트랙 2작은술, 올리브유 1/4컵, 꿀 1컵(전자레인지에 30초 데워 용해시킨 것), 다목적 밀가루 2.5컵, 베이킹소다 2작은술, 계피 1작은술, 올스파이스 1/2작은술
선택 사항 생 호두 3/4컵(다진 것)

오븐을 176도로 예열한다. 우묵한 그릇에 당근, 오렌지 주스, 바닐라, 올리브유, 꿀을 넣어 잘 섞는다. 다른 그릇에 밀가루, 베이킹소다, 향신료를 넣고 저어준다. 원하면 생 호두를 넣는다. 두 그릇에 담긴 재료를 잘 섞어준다.

눌러 붙지 않는 8인치 사각형 구이 팬에 반죽을 붓고, 칼을 넣어 뺐을 때 아무것도 묻어나지 않을 때까지 45분에서 1시간 굽는다. 오븐에서 꺼내 잠시 식힌 후 케이크를 팬에서 꺼낸다. 8~12조각으로 자른다. **8-12인분**

크리미 초콜릿-커피 아이스바 Creamy chocolate-coffee pops

> **재료** 꿀 1/4컵, 물 1/8컵, 코코아 파우더 1작은술, 프렌치 로스트 커피 1컵, 진한 크림 2큰술

재료를 모두 블렌더에 넣어 돌린 다음 아이스바 틀 4개에 붓고 작대기를 꽂는다. 5시간 이상 얼린다. **4인분**

밀가루를 넣지 않은 아몬드 쿠키 flourless almond cookies

재료 아몬드 24알(데친 것), 설탕 1/8컵, 바닐라 엑스트랙 1작은술, 천일염 조금, 달걀 1개, 치아씨 4큰술, 계피가루 1작은술

오븐을 176도로 예열한다. 푸드프로세서에 아몬드 2컵을 넣고 곱게 간다. 설탕, 바닐라, 달걀, 씨앗을 넣고 반죽이 공 모양이 될 때까지 버튼을 눌렀다 뗐다 한다.

반죽으로 공 모양을 24개 만든다. 공 하나의 양은 1큰술 정도다. 요리용 스프레이를 뿌린 구이판에 공을 정렬한 후 계피가루를 뿌린다. 각 쿠키의 중앙에 아몬드 알을 하나씩 가볍게 눌러 박는다. 오븐에 15분 굽고 구이판 위에서 5분 식힌다. **쿠키 24개**

생 초콜릿 마카롱 chocolate macaroons

> **재료** 무가당 코코넛 1컵(간 것), 바나나 1/2개(으깬 것), 코코넛유 1/8컵, 꿀 1큰술, 코코아 파우더 2큰술
> **선택 사항** 오렌지 껍질이나 오렌지유

재료를 모두 섞은 후 8덩이로 만든다. 구울 필요는 없다. **마카롱 8개**

아몬드 바삭 Almond joy bark

> **재료** 다크 초콜릿 칩 280g, 코코넛 오일 2큰술, 무염 코코넛 1/2컵(잘게 부순 것), 아몬드 1/4컵(잘게 부순 것)

전자레인지나 이중 냄비에 코코넛 오일을 넣고 초콜릿 칩을 녹인다. 부드러워질 때까지 저은 후 기름종이를 깐 구이팬에 붓는다. 코코넛과 아몬드를 뿌린다. 굳을 때까지 30분간 냉장고에 둔다. 사각형으로 자른다. **8-10인분**

수박 라임 아이스바 Watermelon lime pops

재료 수박 2컵, 라임 주스 2큰술, 꿀 2큰술

블렌더에 재료를 넣어 섞은 후 아이스바 틀 4개에 붓는다. 작대기를 꽂고 5시간 이상 얼린다. **4인분**

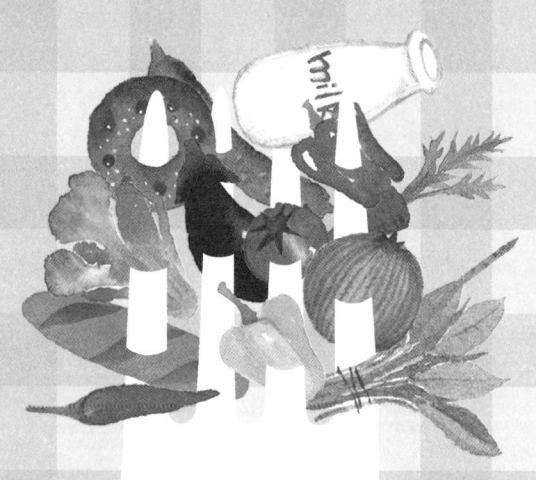

The Plan

특별부록

왕혜문 한의사의 플랜 실천 20일

플랜의 갑상선 식단

5일간의 자가 테스트하기

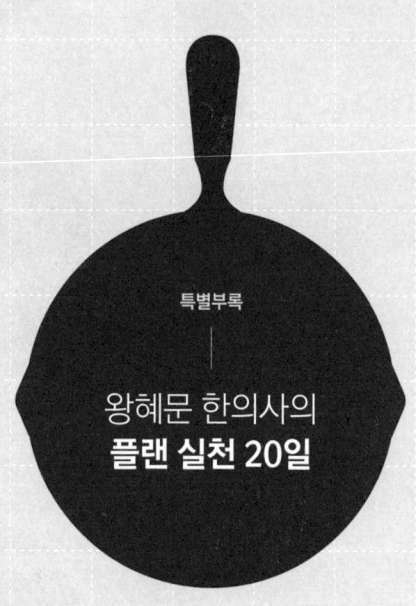

특별부록

왕혜문 한의사의
플랜 실천 20일

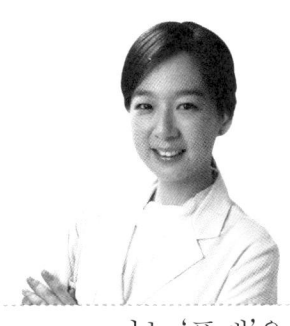

나는 '플랜'을 실천해보기로 했다

— 왕혜문 한의사

    나는 궁금한 것은 무조건 체험해보는 습관이 있다. 특히 건강과 다이어트에 있어서 말이다. 내가 그토록 다양한 것을 경험해보려는 이유는, 민감하고 썩 건강하지 못한 내 몸 때문이다. 어린 시절, 나는 늘 체력이 약한 것이 불만이었다. 쉽게 지치고 살이 쪘다. 또한 민감한 탓에 불면증도 가끔 앓곤 했다. 성인이 된 나는, 여유 시간이 생겨 체력강화와 다이어트를 동시에 잡을 수 있는 규칙적인 운동을 시작했다. 운동은 나에게 많은 신체 변화를 주었고, 무엇보다 용기와 자신감을 심어주었다. 이때 몸은 거짓말을 하지 않는다는 사실을 깨달았다. 자신의 몸을 어떻게 대하는가에 따라 반응할 뿐이다.

그 이후 나는 건강서적과 전문가들의 조언들은 내가 직접 실천해봐야 그 이론의 장점과 단점을 모두 체험할 수 있다는 것을 알게 되었다. 그 장점만 잘 섭렵해도 건강하게 체중을 유지할 수 있다. 하지만 항상 중간에 실패하는 이유 중 하나가 바로 그 실천을 지속하지 못한다는 것이다.

난 20대 후반부터 여러 건강정보를 수집하고 실천했으며, 결혼을 해서 아이를 낳기 전까지 계획성 있게 내 몸을 만들어갔다. 쉽게 지치는 약한 체력을 수년간 꾸준히 단련했더니 임신 직전에는 최고의 몸 상태를 만들수 있었다. 끊임없이 노력한 결과였다. 나는 정직하게 반응을 해준 내 몸에 감사했다.

내가 건강을 지키는 방법은 식이요법과 운동이다. 운동은 나에게 스트레스 해소의 창구이자 삶의 활력을 주고 위급한 상황에 비상 에너지를 쓸 수 있는 저장창고 같은 역할을 한다. 운동은 상당한 시간을 투자해야만 효과를 볼 수 있는데, 출산 후 육아로 운동이 부족해지자 나는 슬슬 불안해졌다. 먹는 것을 좋아하는 나는, 평소 음식보다 운동을 통해 체중을 유지해왔기 때문이다. 아이를 낳기 전이나 규칙적인 일만 했을 때는 모든 일들이 내 의지대로 계획대로 진행이 되었다. 하지만 최근 몇 년 사이에 그렇지 못한 상황들이 종종 벌어졌다. 방송 일로 더욱 바빠진 탓에 나는 감당하기 어려운 상황들을 맞닥뜨릴 때가 많아졌다.

처음에는 무척 힘들었지만 스스로 다시 찾은 해답은 바로 불

규칙한 패턴 속에 규칙을 찾는 것이었다.

반복되는 다이어트 실패

현대인들이 다이어트에 실패하는 가장 큰 원인은 스트레스를 조절하지 못하기 때문이다. 그리고 그것의 원인을 다시 살펴보면, 잠이 부족한 탓이다. 몸의 리듬이 깨져 스트레스를 조절하지 못해 우울해지고, 먹는 것을 통해 행복감을 느끼려 식욕이 증가한다. 또한 영양의 불균형이라는 문제도 발생한다. 사람의 몸은 필요한 영양분을 공급받지 못하면 지속적으로 요구하기 마련이다. 좋은 영양소가 충족되면 우리 몸은 쉽게 살이 찌지 않는다. 필요한 것이 없기 때문에 부족하다고 인식하고 외부로부터 더 보충하려 하는 것이다. 대부분의 사람들은 영양이 편중되는 탄수화물과 당분을 많이 섭취한다.

그렇게 해서 살이 찌면, 사람들은 단순하게 먹는 양을 줄이고 움직이는 양을 늘려 살을 빼려고 한다. 하지만 현대사회에서는 비만의 원인이 너무 다양해졌기 때문에, 단순히 먹는 것만 조절한다고 해서 살이 빠지지는 않는다.

현대인은 과식, 스트레스, 운동부족에 시달리고 있다. 불과 몇 년 전만 해도 폭식과 과식을 참지 못하는 사람에게 식욕 억제제를 처방했지만, 지금은 다르다. 과식과 폭식의 원인은 대부분 스트레스에 의한 것이다. 이들은 수면 부족 상태이거나 불면증을 앓는 경우가 많은데, 몸을 회복하고 항상성을 유지하는 호르몬의 균형이 깨져 있기 때문이다. 따라서 이들에게는 단순한 식욕억제제보다는 숙면을 취하는 근본적인 숙면을 처방을 권한다.

더욱이 재미있는 사실은 평소에 잘 먹지 않는 사람이 스트레스를 받으면 살이 더 빠지고, 쉽게 살이 찌는 체질이 스트레스를 받으면 살이 더 찐다는 것인데, 바로 먹는 양 때문이다. 식욕이 왕성하지 못한 사람은 위기가 닥쳐오면 소화력이 떨어지고 입맛이 없어진다. 반면에 평소에 식욕이 좋았던 사람들은 위기를 대처하기 위해 에너지를 저장하려 한다. 이때 저장한 에너지는 대부분 지방으로 축적된다. 또 유의해야 할 점은 스트레스를 풀기 위해 먹는 음식의 질이다. 대부분이 탄수화물, 기름진 육류, 자극성 음식들, 알코올 등을 찾기 때문에 정작 몸이 필요로 하는 영양소는 공급하지 못한다. 심신이 지친 상태에서 반드시 받아야 할 영양소는 바로 비타민과 미네랄이다. 즉 기능성이 좋은 깨끗한 연료이다.

그러나 이 같은 사실을 이론으로는 잘 알고 있어도, 나 역시 바쁜 스케줄과 스트레스 때문에 항상 최상의 몸 상태를 만들 수는 없었다. 당시 나는 매우 지친 상태였다. 특히 나처럼 최상의 컨디션을 스스로 만들어보고 맛본 사람들은 그때의 몸으로 돌아가고 싶은 욕망이 커서, 지금 그렇게 될 수 없다는 상황에 더 스트레스를 받았다.

그리고 그때, 바로 이 책《플랜하라》를 운명처럼 만나게 되었다. 나는 이 책의 많은 부분에 공감했다. 특히 만성 염증에 대해서. 임상에서 많은 환자들을 보면서 깨달은 것은 질병의 대부분이 염증 때문에 발생하고, 몸의 균형이 깨진 상태가 더 큰 병을 초래한다는 것이었다. 잘못된 식습관과 생활습관을 오래 지속하면 우리 몸이 적군과 아군을 구분 못해 자가면역성 질환들이 많이 발생하기 때문이다.

최근 크게 이슈가 되는 것이 바로 해독이다. 사실 많은 사람들은 단순히 한 가지 음식만 먹으면 해독이 된다는 착각에 빠져 있다. 며칠 동안의 해독 밥상으로 한순간에 몸을 정화시킬 수 있다? 옳을 수도 있다. 하지만 그 이후의 보식과 내 몸에 맞는 음식을 꾸준히 섭취하는 등의 실천이 없으면 몸은 금세 예전으로 돌아간다.

내 몸에 염증을 일으키는 음식은 무엇일까

플랜을 통한 해독 과정은 마치 봄맞이 대청소 같은 느낌이었다. 내 몸의 청소를 돕는 데 주도적인 역할을 하는 장기는 간이다. 플랜의 첫 3일 동안의 식단은 간에 꼭 필요한 영양소를 섭취하고 소화가 잘 되는 수프로 짜여 있어, 간을 해독하는 데 큰 도움을 준다. 이 시기에는 정해진 양을 먹는 것이 중요하다. 만약 이 기간에 많이 먹는다면, 먼지를 내보내는 역할을 하는 몸에 계속 먼지를 밀어 넣는 꼴이기 때문이다.

첫 3일 동안, 간에 있는 청소부는 짧은 시간 안에 많은 일들을 처리해야 하기 때문에 빨리 지치고 피로해진다. 이때에는 숙면을 취하는 것이 좋다. 숙면을 통해 청소부는 기운을 차리고, 다시 꼭 필요한 영양분을 먹고 청소를 시작한다. 그렇게 3일 동안 먼지가 빠지고 나면 나머지 17일 동안에는 문제가 되는 부분에 보수공사를 해야 한다. 이것이 바로 해독건강 프로그램 '플랜'이다.

나는 플랜을 하면서 내 몸에 염증을 일으키는 음식을 찾는 것에 집중했다. 그리고 그런 음식을 찾는 과정 중에 일시적으로 체중이 늘더라도 크게 상심하지 않았다. 이 책을 읽고 체중이 느는 것에 대한 관점을 달리하게 되었기 때문이다. 평소 나는 체중을 조절하기 위해 음식을 절제하고 정해진 운동을 했는데도 체중이 정체되거나 늘면, 음식을 생각보다 많이 먹었거나 먹는 양에 비해 운동량이 적다고 생각해 극심한 스트레스를 받곤 했다. 스트레스가 우리 몸에 얼마나 큰 영향을 미치는지 알고 있으면서도 그랬다.

하지만 플랜은 내게 그것이 잘못된 생각이라는 것을 가르쳐주었다. 플랜은 '체중이 늘었다는 건 내 몸에 반응을 일으키는 음식을 찾았다는 것이다'라고 알려주었다. 예전과 똑같은 상황에서 체중이 늘었지만, 나는 이를 받아들이는 마음을 달리했고 대처하는 방법을 찾아냈다. 가장 중요한 것은 모든 과정을 개개인 각자가 찾는다는 것이다. 플랜 20일을 통해 비로소 내 몸을 더 세밀하게 관찰하고, 귀 기울여 느끼게 되었다. 그것은 정말 기쁘고 즐거운 일이었다.

또한 이 책에서는 무리한 운동이 몸의 염증을 더 악화시킨다고 이야기한다. 나는 지금껏 체중 조절을 위해 항상 식이요법과 운동을 병행했고, 그래야만 조금 더 수월하게 식이조절이 가능하고 체중 조절에 시너지를 얻을 수 있다고 생각했다. 그래서 바쁜 스케줄에도 시간을 쪼개 운동을 하곤 했다. 이번에도 만약 새로운 식이요법을 통해 체중 조절을 했다면 아마 운동을 꼭 병행했을 것이다. 플랜을 시작할 때에도 '가벼운 운동이라도 할까?'라고 생각했지만, 왠지 이번만큼은 식단 테스트만을 통해 플랜만의 데이터를 얻고 싶었다.

그 결과는 놀라웠다. 바쁜 스케줄 속에서 3일을 택해 해독 기간으로 설정하고 시작했다. 먼저 해독 기간에는 피로를 느낄 수 있으니 무리하지 말라는 당부를 따랐다. 3일 동안 육류나 탄수화물이 거의 없는 식단이라 약간의 배고픔을 느꼈다. 특히 한국인은 밥을 먹어야 힘이 나는데 이 기간 중 밥은 먹을 수가 없다. 물론 탄수화물은 과일과 채소에도 많이 포함되어 있어 영양 면에서 큰 문제는 없었다. 첫날 해독 식단을 잘 이행한 후 다음 날 아침 체중계에 올라가 보니 900g이 빠져 있었다. 이것은 그리 놀라운 일이 아니었다. 평소에 하던 저염식 식단도 아마 같은 결과가 나왔을 것이다. 전체적으로 칼로리도 낮고 염분이 거의 없는 식단이었으니, 몸의 붓기가 빠지면 충분히 나올 수 있는 결과였다. 그런데 하루 이틀이 지나자 정말 몸에서 신호가 오기 시작했다. 바로 심한 피로감이었다. 하지만 이 피로감은 몸이 나른한 기분 좋은 피로였다. 빨리 쉬고 싶고, 빨리 자고 싶은 느낌이었다. 평소 나는 신경이 쓰이는 일이 있으면 종종 숙면을 취하지 못했는데, 해독을 시작하고 나서는 깊은 잠을 잤다. 그리고 그 이후로도 쭉 숙면을 취했다.

플랜을 시작하기 전, 최악의 몸 상태였던 나는 아침에 일어나면 늘 머리와 몸이 무거웠고 무기력 그 자체였다. 사실 그래서 플랜을 시작하기 전에 살짝 걱정이 되기도 했다. 컨디션도 좋지 않은데 먹는 양도 적고, 짜여진 식단을 지키는 일이 얼마나 힘든지 알기 때문에 미리 걱정을 했던 것이다. 특히 다이어트를 하거나 식단을 조절하면 쉽게 예민해지기 때문에 처리해야 할 일들을 잘 해낼 수 있을지 걱정이 되었다.

하지만 모두 쓸데없는 걱정이었다. 물론 먹는 즐거움은 없었지만 컨디션은 정말 좋아졌다. 일에 대한 스트레스 지수가 떨어지고, 아침마다 상쾌한 기분으로 일어나 하루 일과를 힘들지 않게 보낼 수 있었다. 플랜 기간 동안 운동 계획은 없었지만, 지인들과 2달 전 약속한 등산 모임이 있어 플랜 6일째 되던 날 볶은 양파와 애호박 그리고 상추, 후무스를 싸들고 북한산을 등반했다. 왕복 5시간의 거리였지만 힘들지 않았다. 예전의 체력이 다시 돌아왔다는 것이 무척 기뻤다. 저녁에는 삶은 달걀과 샐러드를 통해 영양분을 보충했고, 특별히 배고픔을 많이 느끼지도 않았다.

무엇이든 첫 3일이 가장 힘들고, 7일 정도 지나면 어느 정도 익숙해지고, 10일 정도 지나면 모든 게 편해진다. 플랜 20일을 완수했다면 60% 성공했고, 그 습관을 3개월 지키면 80%, 6개월이면 90%, 1년 이상 지키면 99% 이상 성공했다고 볼 수 있다. 1년 이상 유지한다면 모든 좋은 정보, 습관이 이미 내 몸에 입력되었다는 뜻이다.

플랜은 그 어느 식이요법보다 사람을 기분 좋게 한다. 나는 컨디션을 회복했을 뿐만 아니라 작년 여름 내내 나를 괴롭히던 눈다래끼가 말끔히 사라지는 놀라운 경험을 했다. 치료하기엔 너무 작고 가만두기엔 눈에 항상 거슬리던 작은 혹 같은 다래끼까지 8개월 만에 내 눈에서 스스로 떨어지고 그곳에 새살이 돋아났던 것이다. 그뿐 아니라 해독 기간을 통해 내 몸이 정화가 되었고, 몸에서 깨끗하게 연소가 되는 음식을 통해 각종 염증이 서서히 가라앉고 곳곳의 혈액순환이 잘 되면서 신진대사도 촉진되었다. 눈 다래끼뿐만 아니라 목에 있는 쥐젖도 사라졌다. 쥐젖이라는 것은 있다가고 없어지고, 없다가도 생기지만, 분명한 건 몸이 좋아지면 몸에 붙어 있는 노폐물들은 사라진다는 것이다.

플랜을 하면서 또 하나의 좋은 습관이 생겼다. 알람이 울리기 전에 일어나고, 같은 시간에 화장실에 가는 것이다. 평소에 변비가 심하지는 않지만, 배변 시간이 일정하지 않았고, 해독 기간의 식단은 먹은 양은 많지 않았지만 정말 속이 뻥 뚫린 것처럼 쾌변을 보았다.

한의학에서 얘기하는 장수식품의 대부분은 청심淸心, 사화瀉火, 해독解毒의 작용을 하는데, 여기에 속하는 음식은 맛이 담백하고 심신을 안정시키고 대소변을 잘 통하게 한다. 플랜에서 이야기하는 염증을 가라앉게 하고, 나에게 맞는 음식 섭취를 통해 음식을 깨끗하게 연소하고 에너지로 전환시키는 것과 같은 작용으로 볼 수 있다.

몸에 좋은 음식 vs 몸에 나쁜 음식

정답은 없다. 세상의 모든 음식은 필요에 따라 각각의 효능을 발휘한다. 모든 음식은 양면성을 가지고 있다. 주작용과 부작용. 여기서 말하는 부작용은 부수적인 작용이다.

예를 들어 누구나 알고 있는 건강한 닭가슴살 샐러드와 달콤한 케이크가 있다. 어느 쪽이 나한데 이로울까? 이때는 내 상황을 먼저 체크하는 것이 좋다.

질문이 건강식이라면, 답은 닭가슴살 샐러드다. 하지만 내가 평소에 식습관도 좋고 건강관리를 잘했다면 한 번쯤 달콤한 케이크를 통해 행복감을 느끼는 것이 좋다. 반면 매일 스트레스를 받아가며 건강식을 챙겨 먹었다면 '이것이 과연 내 몸에 이로울까?' 하는 생각을 한 번쯤 해봐야 한다. 그래서 나는 지금껏 많은 환자와 주위 사람들에게 무엇을 먹는가에 초점을 두지 말고, 내가 왜 이 음식을 먹어야 하는지, 내 상황이 어떤지를 스스로 체크할 수 있는 능력을 알려주고 있다.

직장인들이 늘 고민하는 것이 매일 사 먹는 음식이다. 사 먹는 음식들은 대부분 집 밥보다는 간이 강하고 화학조미료도 많다. 하지만 요즘엔 주변을 잘 찾아보면 건강식을 먹을 수 있는 곳이 많아졌다. 외식을 피할 수 없다면 상황별 메뉴를 똑똑하고 현명하게 선택하는 방법을 잠깐 소개하겠다.

아침 식사는 가볍게, 하지만 오전에는 소화에 부담 없는 죽이나 과일, 견과류를 먹고, 소화력이 좋다면 떡도 좋다. 적은 양이지만 속을 든든하게 한다. 점심 때까지 속이 비어 있는 것은 좋지 않다. 특히 오전에 장시간 공복 상태를 유지하면 저녁에 과식할 확률이 높아진다.

점심은 흔히들 빨리 먹고 남은 시간에 낮잠을 자거나 휴식을 취하고 싶어 하지만, 가급적 즐겁게 먹고 식후 산책하는 것을 권한다. 식후 바로 앉아 있는 것은 소화에도 방해되고 특히 오래 앉아 있는 것은 복부비만의 원인이 되기도 한다.

중식당에 갔다면 짜장면보다는 짬뽕을, 그러나 국물은 다 마시지 않는 것이 좋고, 볶음밥보다는 해물이 풍부한 덮밥을 추천한다. 면을 좋아한다면 칼국수나 우동보다는 쌀국수를, 찌개보다는 생선구이 백반을 추천한다. 비빔밥은 좋은 식단이지만 고추장 양을 조금 줄이는 게 좋다. 짜고 매운 음식은 먹는 속도와 양을 늘린다.

문제는 저녁 식사인데, 우리나라 대부분의 사람들이 좋아하는 회식 메뉴는 바로 고기다. 육류는 우리에게 좋은 단백질을 공급하지만 대부분 같이 섭취할 수 있는 식이섬유가 부족하고, 굽고 튀긴 육류는 칼로리만 높은 것이 아니라 우리 몸에 많은 악영향을 끼친다. 따라서 굽거나 튀긴 고기보다는 삶거나 찐 보쌈을 권하고 보쌈김치는 적게 먹는 것이 좋다. 내가 가장 좋아하는 조리법 중 하나가 바로 샤브샤브. 다양한 식재료를 골고루 섭취할 수 있고 채소도 많아 포만감도 빨리 온다.

식사 외에 간식을 잘 챙겨 먹는 일도 긴 하루 일과 중 피로회복과 영양소를 보충하기 좋은 시간이다. 이때 긴장과 피로를 풀어줄 수 있는 한방차나 허브차도 좋고, 유산균이 풍부한 요거트에 건과일이나 꿀 등을 살짝 첨가하는 것도 오후의 피로와 허기진 배를 채우는 데 좋다. 무엇보다 달달한 간식은 우리 기분을 좋게 하고 행복감을 준다. 평소에 스트레스를 잘 조절하고 행복감을 느끼는 사람일수록 과식과 폭식의 확률이 낮아진다.

자신의 몸과 상황을 고려하지 않고 막연하게 다이어트나 식이요법을 시작하는 경우가 많다. 처음부터 너무 어려운 숙제를 시작하면 쉽게 지치고 포기하게 된다. 이러한 방법이 반복되면 내 몸은 더 위축되고 긴장돼서 앞으로 더 해야 할 일에 제대로 반응하지 못한다. 지금부터는 식이조절을 하기 전에 반드시 다음과 같은 상황들을 체크해보자.

소화기관의 상태, 위염이나 소화불량, 설사나 변비에 따라 선택할 음식들이 달라진다. 그리고 평소 컨디션이 좋지 않을 때 반응하는 음식들은 가능한 한 식이요법을 하는 기간에는 피하는 게 좋다. 아무리 방송이나 책에서 건강에 좋은 식재료라고 소개해도 나하고 잘 맞지 않다고 생각되면 바로 중단하고, 전문가와 상담을 하는 것이 좋다. 음식의 효능은 약에 비해 그 기능은 약하지만, 장시간 내 몸에 안 맞는 음식을 먹었을 때는 악영향을 미칠 수 있다. 한편 수면에 큰 문제가 생길 때도 반드시 전문가와 상의를 하고 시작하는 것이 좋다.

이러한 조건들이 잘 맞아떨어져야 비로소 식이요법을 할 수 있는 첫 번째 관문을 통과할 수 있고, 다음 관문을 통과하는 데 있어 방해 요소가 없다고 볼 수 있다.

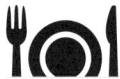

플 랜 식 이 요 법

플랜의 식단을 처음 봤을 때는 정말 생소했다. 잘 모르는 식재료도 많고, 조리 과정도 낯설었다. 식단에서 가장 중요한 것은 식재료의 궁합과 조리법이다. 건강식의 조리법은 대부분 삶거나 찌거나 혹은 살짝 볶는 정도다. 그래서 플랜에 나오는 레시피를 그대로 따라하기보다는, 한국식으로 대부분 프라이팬에서 익히고, 익숙하지 않은 향신료는 사용하지 않았다. 대부분의 향신료는 맛을 내기 위한 것이기에 사용하지 않아도 큰 문제가 되지 않는다. 그리고 소화 흡수를 돕기 위해 채소는 올리브오일에 볶아서 먹었고, 향신료를 뺀 모든 채소 볶음은 마늘과 양파를 통해 향을 냈다. 여기서 나오는 대부분의 소스들은 우리에겐 친숙하지 않기 때문에 나는 육류를 익힐 때 약간의 소금과 후추로 간을 하거나 허브(로즈마리, 바질 등)를 이용했다.

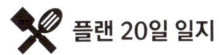 **플랜 20일 일지**

Day 0

- 만성 스트레스와 전신의 무력감, 피로감이 심하고, 숙면을 취하지 못해 아침에 일어나기가 힘들어 오전에 컨디션이 좋지 않았다. 오히려 활동을 하면서 점차 몸이 가벼워짐을 느꼈다.
전반적으로 순환과 대사가 떨어진데다 오후가 되면 열감이 있고, 피부도 예민한 상태였다.

Day 1

체중 56.2

아침 아마씨와 미음, 블루베리
점심 당근 생강 수프, 살짝 데친 브로콜리와 녹색 채소, 배 1/2개, 해바라기 씨
저녁 두릅과 볶은 케일, 호박씨, 비트 당근 샐러드

- 라이스드림을 쉽게 구할 수 없었기에 가장 비슷한 느낌을 줄 수 있는 '미음'을 선택했다. 유아의 첫 이유식 단계로 사용하는 쌀은 기본적으로 반응을 잘 일으키지 않는다. 베리 류 중에서는 항산화물질인 아

토시아닌이 풍부하고 피로회복에도 좋은 블루베리를 선택했다.
- 당근 생강 수프는 한 번에 많이 만드는 게 좋다. 반응을 일으키는 음식을 먹은 후 몸이 불편하면 이 수프로 안정을 시킨 후 다시 시작했다. 플랜 레시피대로 하니 양이 너무 많아서, 반 정도의 양을 준비했다. 생강 1/2~1티스푼을 넣고, 계피가루와 쿠민가루, 양파가루는 뺐다. 쿠민가루는 나에게 잘 맞지 않아 대신 후추를 살짝 첨가했다. 남은 수프는 냉동 보관한다.
- 매콤한 코코넛 소스는 레시피에서 계피가루를 뺐다. 할라페뇨 대신 청고추를 사용했다. 청양고추를 사용해도 좋을 듯하다(해독 기간에는 가급적 강한 맛은 피하는 것이 좋다. 정화에 중점을 둬야 하는데 매운맛은 식욕을 자극하기 때문이다. 저염식은 미각을 살려준다). 레시피 그대로 황설탕을 넣었지만 단맛이 너무 강했다. 양파와 코코넛이 단맛을 더한 듯했다.
- 비트 당근 샐러드는 우리가 알고 있는 샐러드와는 많이 달라서, 갈아서 먹기엔 식감이 좋지 않았다. 물을 많이 넣고 주스처럼 마시는 걸 추천한다.
- 왠지 모를 피로감에 일찍 잠이 들었다. 해독 기간인 3일 동안은 가급적 가장 편힌 스게줄을 집기 바란다.

Day 2

체중 55.3 (-900g)

아침에 쾌변, 붓기가 많이 빠졌지만 여전히 피로감은 남아 있다. 노곤

해서 낮잠을 취했다.

먹는 양과 염분이 제한된 식단으로 첫날에 비해 체중이 많이 빠졌다.

아침 플랜식과 동일(어제 만든 아마씨를 미음에 넣고 같이 먹음. 따로 먹기에는 조금 불편함)

점심 수프와 살짝 데친 채소, 사과, 아보카도(아보카도는 그냥 먹기에는 다소 느끼하다)

저녁 오일에 살짝 볶은 표고버섯과 케일, 현미밥 반 공기(현미밥은 식단 중 처음이자 마지막), 비트 당근 샐러드

- 이후 모든 채소 볶음은 향신료나 소스 대신 올리브유에 다진 마늘과 양파를 넣어 향을 냈다.
- 2일차에도 기분 좋은 노곤함에 일찍 잠이 들었다.

Day 3

체중 55 (-300g)

컨디션이 좋아졌고, 아침에 일어나기 편해졌다. 또한 쾌변을 보았다.

아침 이후 아마씨는 오븐에 굽지 않고, 볶아서 미음에 섞어 먹음

점심 플랜식과 동일(깍지콩 대신 완두콩)

저녁 플랜식과 동일(오렌지 껍질은 사용하지 않음)

- 로메인 상추는 일반 상추보다 식감이 좋고 달다. 매콤한 채소 수프에서 매콤한 코코넛 소스는 빼고 병아리콩은 캔 대신 건조한 콩을 사용했고, 가금류 조미료는 치킨스톡으로 대신했다. 레시피대로 하면 양이 다소 많아 반으로 조절하는 것이 좋을 것 같다. 당근 생강 수프보다는 맛이 좋다.
- 이탈리안 겨울 채소 볶음에 사용하는 허브는 주로 향이 좋은 로즈마리나 바질을 사용했다. 또한 당근을 구우면 맛이 달고 향이 좋다.
- 첫 3일 해독 기간의 식단은 다소 힘들었지만, 그만큼 몸을 정화하는 데 큰 도움을 받았다. 식단 구성 중 육류 단백질은 없지만 몸에 큰 무리는 없었다.
- 몸에 쌓인 독소를 해독하는 데에는 간의 역할이 가장 큰데, 이 시기에 간에 무리가 가지 않은 음식과 대사에 필요한 비타민 섭취를 해주기 때문에 큰 도움을 주는 것 같다. 또한 몸이 청소에 집중하기 때문에 간에 피로가 올 수밖에 없는데, 숙면을 통해 빨리 회복됐다.

Day 4

체중　54.4 (-600g)

전날 일이 많아 잠이 부족했지만 컨디션은 좋았다. 오전에 활동이 많은 관계로 점심에 공복감이 빨리 와서 점심을 조금 일찍 먹었다.

아침　플랜식과 동일
점심　플랜식과 동일(데친 시금치와 치즈의 궁합이 생각보다 좋음)

저녁 플랜식과 동일(아루굴라 없이 조리)

- 간식으로 먹는 후무스는 쿠민가루를 빼고 취향에 따라 레몬을 조금 첨가하는 게 좋을 듯하다. 주원료가 병아리콩이어서 맛이 고소하고 부드럽다.
- 레몬 하나를 다 넣으면 신맛이 강하다. 생 아몬드 버터는 시중에서 구하기 어려워서 일반 생 버터를 구입했다.
- 망고 오일 살사는 조리하기 편하다. 할라페뇨 대신 붉은 고추와 청고추를 사용했다. 새콤 달콤 매콤한 맛이었는데, 망고의 달달함에 고추가 어우러지지 않는 것 같은 느낌도 들었다.
- 오렌지유는 오렌지 껍질에 농약이 많기 때문에 만들지 않았고, 대신 올리브유에 오렌지를 첨가했다. 이후에는 이 드레싱을 따로 만들지 않고, 올리브유와 오렌지를 따로 섭취했다.
- 칠리 플레이크는 만들지 않았다.

Day 5

체중 54.1 (-300g)

몸과 머리가 맑아지고 가벼워졌으며, 컨디션이 훨씬 좋아졌다.

아침 플랜식과 동일
점심 플랜식과 동일
저녁 플랜식과 동일(살구 글레이즈는 따로 만들지 않고, 전날에 만든 망고 오이 살

사 사용)

Day 6

체중 53.9 (-200g)

어제 저녁에 먹은 닭고기가 너무 딱딱하게 구워지는 바람에 살짝 소화가 안 되었다.
지인과의 약속으로 5시간 정도 등산을 했다.

아침 플랜식과 동일
점심 플랜식과 동일
저녁 플랜식과 동일(단백질은 삶은 달걀 2개로 보충)

- 점심에 등산으로 인한 배고픔은 있었지만, 힘들지 않았다. 플랜을 하면서 처음으로 달걀과 사과를 같이 먹은 후 속이 불편하다고 느꼈다.

Day 7

체중 53.9 (변화 없음)

체중 변화 없다. 이유를 여러 가지로 생각해보았다. 첫째, 평소에 비해 무리한 운동으로 몸이 부어서. 둘째, 전날 먹은 음식이 소화가 안 돼서.

셋째, 정체기?

아침 블루베리에서 사과로 과일을 바꿔봄(달걀과 사과를 따로따로 먹을 때는 큰 반응이 없었음)
점심 플랜식과 동일
저녁 플랜식과 동일

Day 8

체중 53.6 (-300g)

스케줄이 많음에도 컨디션이 좋았다.

아침 플랜식과 동일
점심 플랜식과 동일(식빵을 처음으로 테스트함)
저녁 식당에서 소고기 등심 샐러드를 먹음

- 식빵에 아보카도와 호박 등을 넣어 먹었으나 식감이 그리 좋지는 않았다.

Day 9

체중   53.8 (+200g)

전날 식당에서 소고기를 조금 많이 먹었다(150g 정도). 플랜을 시작한 지 9일차. 저녁에 눈에 있던 눈 다래끼 상처가 떨어졌고 (8개월 동안 눈에 붙어 있었음), 목이 있는 작은 쥐젖도 사라졌다. 혈액이 맑아지고 신진대사가 원활해져 새살이 잘 올라오는 것 같다.

아침   식빵과 사과
점심   플랜식과 동일
저녁   돼지고기 등심

- 플랜식 다진 샐러드에서 비네그레트는 뺐다. 간식인 배 슬라이스는 배 따로 초콜릿 따로 섭취했다.
- 저녁에 돼지고기와 사과를 같이 먹은 후, 또다시 소화가 안 되는 느낌을 받았다. 단단한 단백질 섭취 후 먹는 사과는 반응을 일으킨다는 결론을 내렸다. 기름기가 있는 고기와 먹으면 다를 수 있다는 생각이 들었다. 식단에 있는 고기는 지방이 적기 때문에 퍽퍽하나.

Day 10

체중   53.5 (-300g)

스케줄이 정말 빡빡했다. 시간이 없어 이동하면서 늦은 점심을 먹었다.

점심이 늦은 관계로 매우 허기가 져서 점심 메뉴인 샐러드와 함께 저녁에 먹어야 하는 삶은 달걀을 미리 먹었다. 점심에 동물성 단백질을 먹었으나 별 무리 없이 소화가 잘 되었고, 달걀에서 달고 짭조름한 맛이 났다. 미각이 예민해진 것을 느꼈다.

아침 치아씨를 먹어봄(특별한 맛은 없고, 아마씨보다 먹기 불편함)
점심 플랜식과 동일 + 저녁에 먹을 삶은 달걀을 미리 먹음
저녁 바쁜 일정으로 오이와 사과만 먹음

Day 11

체중 53.1 (-400g)

어제 저녁을 많이 먹지 못해서인지 체중이 더 빠졌다. 스케줄이 계속 많았지만 체력과 컨디션이 좋아져 수월하게 스케줄을 소화했다.

아침 플랜식과 동일
점심 식료품점에서 산 샐러드와 당근 생강 수프
저녁 돼지고기와 채소

- 채소 탱발은 오븐 요리인데, 우리에게 익숙지 않은 오븐 요리라 불편해서 탱발 레시피에 있는 채소와 버섯, 돼지고기를 얇게 썰어 마늘과 양파를 넣고 같이 볶았다. 고추잡채 같은 요리가 되었다. 지방이 적

은 돼지고기는 질기기 때문에 채를 썰어 조리하면 먹기도 편하고 소화도 잘 된다.

Day 12

체중   52.8 (-300g)

약간의 피로감이 느껴졌다. 일주일간 일이 많았던 관계로 주말에 휴식을 취했다.

아침   플랜식과 동일(크래커 대신 식빵)
점심   플랜식과 동일
저녁   토마토 닭고기 수프

- 플랜 식단을 구성하는 대부분이 채식과 소량의 단백질인 것을 이용해, 그동안 테스트를 통과한 음식들에 새로 토마토와 감자를 같이 넣어 테스트해보기로 했다. 대부분의 저녁 식단이 샐러드와 단백질을 함께 섭취하는 것임을 떠올리며, 오늘은 내가 평소에 즐기던 요리를 해보기로 했다. 플랜에서 자주 등장하는 당근, 호박, 양파, 브로콜리, 닭고기에 토마토와 감자를 더했다.
- 이 식단은 단백질과 식이섬유, 비타민이 풍부하며 감자가 들어 있어 탄수화물까지 보충한다. 수프 한 그릇 안에 모든 영양소가 들어 있는 것이다.
- 식이 조절을 하는 동안은 칼로리도 중요하지만 먹는 부피도 중요하

다. 과식으로 늘어진 위장을 줄이기 위해서는 영양소는 채우고 부피를 줄이는 것도 필요하다. 플랜에 자주 등장하는 당근, 호박, 양파, 브로콜리 등은 속도 든든하게 하고 영양도 풍부하다.

> **토마토 닭고기 수프 레시피**
>
> 토마토 5개, 감자 1~2개, 당근 1/2개, 호박 1/2개, 양파 1/2개, 양송이 4개, 브로콜리 1/2~1송이, 닭가슴살 혹은 닭안심살 400g(한 끼에 100g 정도), 소금과 후추 약간, 다진 마늘 1스푼.
>
> 토마토 5개에 칼집을 내고 끓는 물에 데친 후 껍질을 벗긴다. 소량의 물을 더해 주스처럼 만들어질 때까지 블렌더로 간다. 소량의 올리브유에 마늘과 닭고기를 볶고, 딱딱한 재료부터 볶다가 토마토 주스를 넣고 끓인다. 마지막에 소금과 후추로 간을 한다. 4~5인분

Day 13

체중 52.7 (-100g)

변화된 몸을 촬영했다. 플랜 초반에는 급격한 체중 변화로 피부가 약간 푸석한 느낌이 있었지만, 점차 혈색이 좋아졌다. 보통 단기간에 체중이 빠지면 얼굴에 주름이 생기는 경우가 많은데, 플랜으로 인한 체중 감소는 피부가 더 좋아지고 주름은 없다. 늦은 시간까지 일한 관계로 수프 두 그릇을 먹고, 간식으로 바나나 칩을 먹었다.

아침 플랜식과 동일

점심 식당에서 양파 수프를 먹음. 오픈샌드위치 대신 샐러드와 바게트 빵

저녁 플랜식과 동일

Day 14

체중 52.9 (+200g)

13일차에 식당에서 먹었던 수프의 염도 때문에 체중이 늘어난 듯하다. 또한 어제 저녁을 늦게 먹은 것도 영향이 있는 것 같다. 녹화 때문에 식사 시간을 맞출 수 없는 상황이었고, 장시간 공복으로 인해 약간의 위통이 느껴졌다.

아침 처음으로 우유 테스트(아마씨를 우유에 넣어서 먹음)

점심 플랜식과 동일

저녁 플랜식과 동일(단백질은 달걀로 보충, 간식을 저녁에 먹고 아주 늦은 시간에 저녁을 조금 먹음)

Day 15

체중 52.9 (변화 없음)

어제 늦은 귀가와 오늘 이른 스케줄에도 불구하고 컨디션이 좋았다. 하지만 약간의 수면부족이 느껴졌다. 더운 날씨로 점심 후 식곤증이 올 법한데 오후에도 견딜 만했다.

아침 우유에 아마씨
점심 샐러드와 당근 생강 수프
저녁 식당에서 샤브샤브를 먹음(소량의 소고기와 채소 위주, 조개)

- 인디언 스파이스 럽은 레시피대로 진행하면 최소 6개월은 숙성해야 한다. 또한 음식에 첨가하는 소스이기에 사용하지 않았다.

Day 16

체중 53.3 (+400g)

체중이 400g이나 늘었는데, 어제 먹은 샤브샤브가 원인인 듯싶다. 과거에도 고기를 먹을 때보다 해물칼국수를 먹고 눈에 띠게 몸이 무거운 것을 느낀 적이 있다.

아침 우유에 아마씨
점심 토마토 닭고기 수프

저녁 토마토 닭고기 수프와 채소

Day 17

체중 53.3 (-300g)

아침 플랜식과 동일
점심 매운 수프와 소량의 쌀밥
저녁 해물 단백질(가리비 · 멍게 · 소라)과 채소

Day 18

체중 체중 체크 못함

어젯밤 숙면을 못 취했다. 새벽 4시부터 하루 종일 바쁜 스케줄을 소화했다. 그동안 플랜을 통해 몸과 마음이 많이 정화가 되어 일정을 수월하게 소화할 수 있었다. 그것을 통해 오늘 일정을 수월하게 보낼 수 있었다.

아침 플랜식과 동일
점심 치킨가스 도시락

저녁 김치찌개 백반

- 새벽에 도시락을 챙겨 나왔지만 더운 날씨 때문에 음식이 상했다. 어쩔 수 없이 현장에서 도시락을 같이 먹었다. 저녁 역시 촬영을 마치고, 동료들과 함께 저녁을 먹느라 플랜식에 충실하지 못했다.

Day 19

체중 53.7 (+700g)

가장 힘든 날이었다. 수면부족과 장시간 녹화, 갑자기 먹은 일반식 때문인 듯하다.

아침 플랜식과 동일
점심 점심 닭고기덮밥 조금
저녁 단백질(막창)과 채소

Day 20

체중 54.6 (+900g)

플랜 20일 중 가장 체중이 많이 늘었다. 17일 이후부터 스케줄 조절하기도 힘들었고, 여러 가지로 마음이 무거워 마지막 날을 잘 해내지 못했다.

아침 플랜식과 동일
점심 샐러드
저녁 돼지고기와 더덕, 맥주 한 잔

Day 21

1박2일 동안 지방에 다녀왔다. 장시간의 운전과 짧은 수면으로 컨디션이 엉망이다. 플랜을 할 때와의 컨디션과는 완전히 다른 몸 상태였다.

Day 22

몸과 마음이 너무 힘든 날이었다.

Day 23

플랜 20일은 마쳤지만, 완벽하게 실천하지 못한 탓에 많이 아쉬웠다. 또한 해독 기간에 느낀 몸의 좋은 변화를 다시 느끼고 싶어 조금도 망설이지 않고 플랜을 다시 시작하기로 했다. 이번에는 플랜의 레시피와 조금 다르게 내 방식대로 시작했다. 음식의 칼로리도 중요하지만, 나에게는 음식의 부피도 중요했다. 무엇보다 바쁜 스케줄 때문에 이동 중에도 쉽게 먹고 흡수할 수 있는 방법을 찾아야만 했다.

플랜을 습관으로 만들어라

플랜을 시작할 당시에는 최악의 컨디션이었는데, 플랜을 하면서 점차 빠르게 몸 상태가 좋아졌다. 체중 또한 56.2kg에서 플랜 15일차에는 52.7kg까지 줄었다. 17일부터 식당테스트를 하면서 체중이 증가했지만, 다시 플랜 위주로 식사를 하니 53.2kg까지 감량했다.

첫 3일은 몸이 피곤했지만 숙면을 취하면서 몸이 빨리 회복되는 것을 느꼈다. 가장 힘든 것은 첫 7일 동안의 식단으로, 주식인 밥과 김치가 식단에 없어서 고생했다. 하지만 10일이 지나니 익숙해졌다. 그리고 먹는 양도 현저히 줄어들었다.

다이어트에 실패하는 원인 중 하나는 적게 먹어야 한다는 강박이다. 일단 플랜의 식단은 영양적으로 큰 문제가 없고 배가 고플 때는 식단의 음식을 언제든지 더 먹어도 된다. 스트레스를 받지 않고 이 과정을 잘 이행한다면, 아마도 몸이 점점 플랜에 맞춰질 것이다.

플랜을 통해 내가 좋아하는 음식을 더욱 세밀하고 친밀하게 느낄 수 있어서 무척 행복했다. 건강한 음식을 통해 삶이 더 즐거워지는 것을 여실히 느꼈다. 인생에서 중요한 경험을 하게 해준 플랜에 감사한다. 나는 플랜이 끝나는 20일 후에도 보식 기간을 통해 나만의 식단을 다시 구성했고, 몸의 반응을 끊임없이 관찰하고 있다.

플랜 20일 사진 (중복되는 사진은 넣지 않았다)

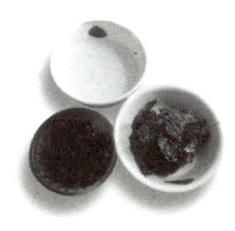

▶ **1일 아침** : 아마씨 · 미음 · 블루베리

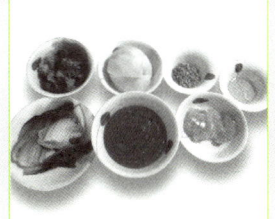

▶ **1일 점심** : 당근 생강 수프 · 여러 가지 녹색 채소

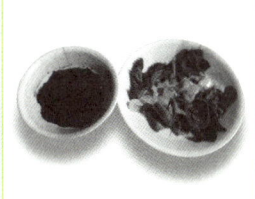

▶ **1일 저녁** : 매콤한 코코넛 소스를 뿌린 케일 채소 볶음 · 비트 당근 샐러드 · 호박씨

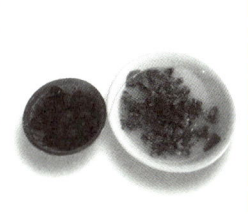

▶ **2일 아침** : 아마씨 프레이크

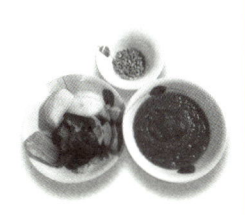

▶ **2일 점심** : 채소 · 사과 · 아보카도 · 수프

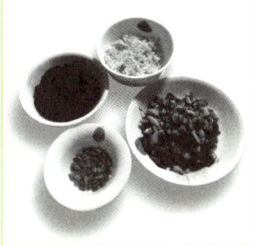

▶ **2일 저녁** : 표고버섯과 케일 · 현미밥 반 공기 · 비트 당근 샐러드 등

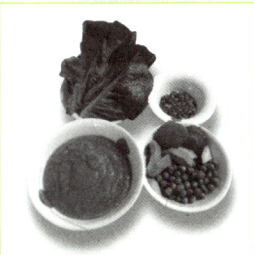

▶ **3일 점심** : 로메인 상추 · 아보카도 1/4개 · 호박씨 등

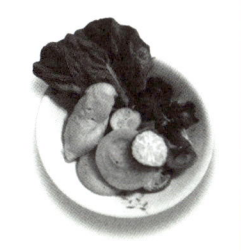

▶ **3일 저녁** : 닭고기 · 이탈리안 겨울 채소 모듬 구이

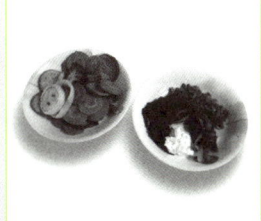

▶ **4일 점심** : 데친 시금치와 치즈 등

🍴 플랜 20일 사진

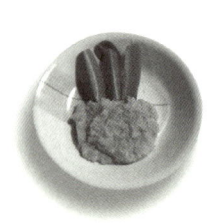

▶ 4일 간식 : 당근 · 후무스

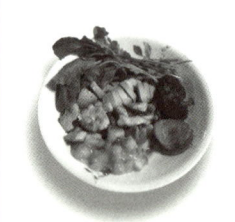

▶ 4일 저녁 : 망고 오이 살사를 얹은 닭고기 등

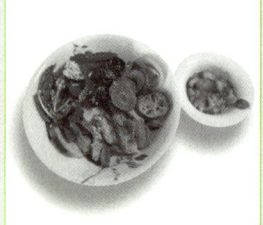

▶ 5일 저녁 : 만체고 치즈 가루를 올린 채소 볶음 등

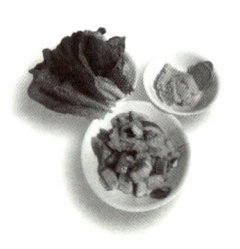

▶ 6일 점심 : 로메인 상추 · 호박 볶음

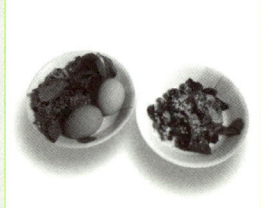

▶ 6일 저녁 : 삶은 달걀 · 여러 가지 녹색 채소

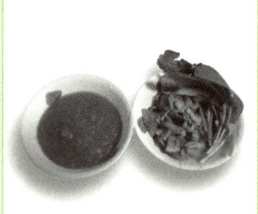

▶ 7일 점심 : 구운 호박 · 케일 · 만체고 샐러드 등

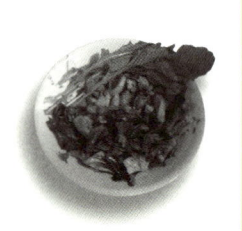

▶ 7일 저녁 : 살짝 볶은 채소

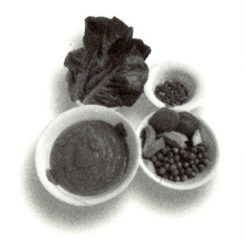

▶ 9일 점심 : 로메인 상추 · 염소 치즈 · 아보카도 1/4개 · 해바라기씨

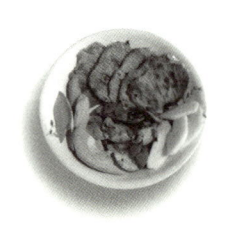

▶ 9일 저녁 : 돼지고기 등심

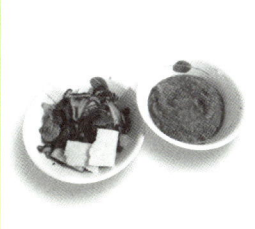
▶ **11일 점심** : 여러 가지 녹색 채소 · 호박씨 · 매콤한 채소 수프

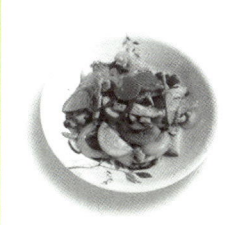
▶ **11일 저녁** : 돼지고기와 채소 볶음

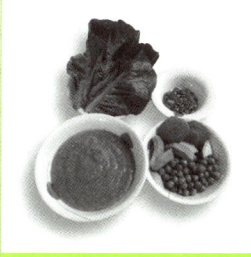
▶ **12일 점심** : 여러 가지 녹색 채소 등

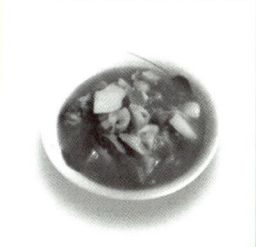
▶ **12일 저녁** : 토마토 닭고기 수프

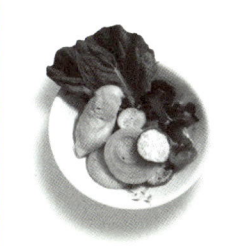
▶ **13일 저녁** : 여러 가지 녹색 채소 · 닭고기

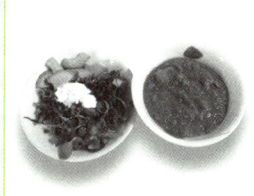
▶ **15일 점심** : 샐러드 · 당근 생강 수프

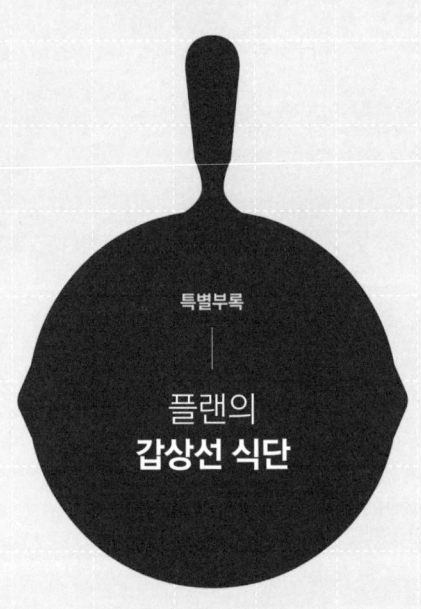

특별부록

플랜의
갑상선 식단

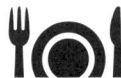 ## 플랜의 갑상선 식단

갑상선 식단은 갑상선 문제가 있는 사람들을 위해 특별히 고안했다. 갑상선종을 유발하는 음식들이 빠진 이 식단을 이용하면 몸이 균형을 찾아 갑상선이 최적으로 기능할 수 있다. 갑상선종 유발 물질은 갑상선 기능을 저해한다. 갑상선종 유발 물질이 모두 반드시 몸에 영향을 주는 건 아니지만, 가능성은 꽤 높다. 시금치 샐러드를 먹고 아무렇지도 않은 사람도 있지만, 600~700g이 늘고 활력과 기초 체온이 뚝 떨어지는 사람도 있다. 갑상선에 문제를 일으킬 수 있는 음식을 피하는 것 외에도, 갑상선 기능을 향상시키는 다른 많은 방법을 2부에서 소개했다.

기본 식단과 마찬가지로, 갑상선 메뉴의 첫 3일은 염증을 줄이고 몸을 정화함으로써 새로운 음식을 테스트할 준비를 갖추는 해독 기간이다. Day 4부터 Day 20까지는 테스트 기간으로, 반응을 적게 일으키는 음식부터 시작해 체계적으로 음식을 테스트한다. 각 단계를 더 잘 이해하기 위해 2부와 자주 하는 질문, 요리 정보 등을 다시 읽기 바란다. 우리가 테스트하는 새로운 음식에 대해 더 자세히 알고 싶다면 2부의 기본 식단에서 해당하는 날을 참조하라.

Day 1 테스트 없는 날

기상 시

- 몸무게를 재 플랜 일지에 기록한다.
- 레몬즙을 넣은 신선한 물을 470ml 마신다(몸무게를 재고 난 뒤).
- 간 영양제를 복용하거나 갑상선 영양제와 함께 민들레차를 한 컵 마신다 (둘 다 해도 괜찮다).
- 기초 체온을 재 플랜 일지에 기록하라. 체온이 일관되게 섭씨 36.1도 이상이 될 때까지 계속 기록하라. 그때 영양제를 일주일에 2회로 줄일 수 있다.

아침

- 여성 : 아마씨 그래놀라 1컵과 블루베리 1/2컵
- 남성 : 아마씨 그래놀라 1.5컵과 블루베리 1컵
- 실크코코넛밀크나 라이스드림

점심

- 당근 생강 수프아 치아씨 또는 해바라기씨
- 살짝 볶거나 찐 브로콜리에 오렌지유와 레몬즙을 끼얹는다(Day 2 점심에도 먹을 수 있도록 넉넉히 만들어라).
- 여러 가지 녹색 채소와 배 1/2개, 아보카도 1/4개, 호박씨

간식

- 사과 1개

저녁

- 매콤한 코코넛 소스를 뿌린 케일 채소 볶음(Day2 저녁에도 먹을 수 있도록 넉넉히 만들어라)
- 비트 당근 샐러드와 호박씨

물

- 수분 섭취량을 반드시 채우되 7시 30분까지만 마셔라.

Day 2 아몬드

기상 시

- 몸무게를 재 플랜 일지에 기록한다.
- 레몬즙을 넣은 신선한 물을 470ml 마신다(몸무게를 재고 난 뒤).
- 간 영양제를 복용하거나 갑상선 영양제와 함께 민들레차를 한 컵 마신다(둘 다 해도 괜찮다).
- 기초 체온을 재 플랜 일지에 기록하라.

아침

- 여성 : 아마씨 그래놀라 1컵과 블루베리 1/2컵
- 남성 : 아마씨 그래놀라 1.5컵과 블루베리 1컵

점심

- 당근 생강 수프와 치아씨 또는 해바라기씨
- 여러 가지 녹색 채소와 사과 1/2개와 아보카도 1/4개
- Day 1에 남은 브로콜리에 오렌지유를 뿌린 것

간식

- 여성 : 배 1/2개와 아몬드 작은 한 줌
- 남성 : 배 1개와 아몬드 작은 한 줌

저녁

- 여성 : Day 1 저녁에 남은 케일 채소 볶음, 현미 1컵과 호박씨
- 남성 : Day 1 저녁에 남은 케일 채소 볶음, 현미 1.5컵과 호박씨
- 비트 당근 샐러드와 해바라기씨

물

- 하루 수분 섭취량을 반드시 채우되 7시 30분까지만 마셔라.

Day 3 병아리콩

기상 시

- 몸무게를 재 플랜 일지에 기록한다.

- 레몬즙을 넣은 신선한 물을 470ml 마신다(몸무게를 재고 난 뒤).
- 간 영양제를 복용하거나 갑상선 영양제와 함께 민들레차를 한 컵 마신다 (둘 다 해도 괜찮다).
- 기초 체온을 재 플랜 일지에 기록하라.

아침

- 여성 : 아마씨 그래놀라 1컵과 블루베리 1컵 또는 배 1/2개
- 남성 : 아마씨 그래놀라 1.5컵과 블루베리 1컵 또는 배1개

점심

- 로메인 상추와 아보카도 1/4개, 호박씨, 당근
- 매콤한 채소 수프에 저나트륨 병아리콩 1/2컵 추가

간식

- 아몬드 작은 한 줌(어제 아몬드 테스트에서 반응이 일어났다면 사과나 배로 대체한다)

저녁

- 여러 가지 녹색 채소, 이탈리안 허브와 오렌지 껍질을 넣은 닭요리(여성은 56~85g, 남성은 113g)
- 이탈리안 겨울 채소 모듬 구이(여성 1~2컵, 남성 2~3컵, Day4 저녁에도 먹을 수 있도록 넉넉히 만들어라)

물

▸ 하루 수분 섭취량을 반드시 채우되 7시 30분까지만 마셔라.

Day 4 치즈

기상 시

▸ 몸무게를 재 플랜 일지에 기록한다.
▸ 레몬즙을 넣은 신선한 물을 470ml 마신다(몸무게를 재고 난 뒤).
▸ 간 영양제를 복용하거나 갑상선 영양제와 함께 민들레차를 한 컵 마신다 (둘 다 해도 괜찮다).
▸ 기초 체온을 재 플랜 일지에 기록하라.

아침

▸ 여성 : 아마씨 그래놀라 1컵과 허용된 과일(블루베리 1/2컵이나 사과나 배 1/2개)
▸ 남성 : 아마씨 그래놀라 1.5컵과 허용된 과일(블루베리 1컵이나 사과나 배 1개)

점심

▸ 여러 가지 녹색 채소와 호박씨, 염소 치즈, Day 3 저녁에 남은 이탈리안 겨울 채소 모듬 구이(여성은 1컵, 남성은 2컵)

간식

- 당근에 집에서 만든 후무스 또는 아몬드 버터(여성은 1~2큰술, 남자는 3~4큰술)를 곁들인다.

저녁

- 망고 오이 살사를 얹은 닭고기
- 여러 가지 녹색 채소에 당근과 아보카도 1/4개를 곁들인다.
- 찌거나 살짝 볶은 브로콜리에 오렌지유를 뿌린 것과 칠리 플레이크

디저트

- 다크 초콜릿 28g 또는 휘핑크림을 얹은 계피 과일 조림

물

- 하루 수분 섭취량을 반드시 채우되 7시 30분까지만 마셔라.

일러두기 효모를 테스트하기 좋은 때다. 내일 아침에 일어나 혀에 백태가 끼었는지 확인하라. 끼었으면 효모가 과잉증식한다는 표시다. 오늘 메뉴에 발사믹 식초와 포도주가 포함되면 특히 그렇다.

Day 5 호밀

기상 시

- 몸무게를 재 플랜 일지에 기록한다.
- 레몬즙을 넣은 신선한 물을 470ml 마신다(몸무게를 재고 난 뒤).
- 간 영양제를 복용하거나 갑상선 영양제와 함께 민들레차를 한 컵 마신다 (둘 다 해도 괜찮다).
- 기초 체온을 재 플랜 일지에 기록하라.

아침

- 여성 : 아마씨 그래놀라 1컵과 허용된 과일 무엇이든
- 남성 : 아마씨 그래놀라 1.5컵과 허용된 과일 무엇이든

점심

- 염소 치즈와 호박씨를 곁들인 샐러드
- 매콤한 채소 수프

간식

- 여성 : 호밀 크래커 1개와 생 아몬드 버터 1~2큰술, 사과 1/2개
- 남성 : 호밀 크래커 2개와 생 아몬드 버터 3~4큰술, 사과 1개

저녁

- 여러 가지 녹색 채소, 매운 살구 글레이즈를 바른 닭고기

- 양파와 바질을 넣고 살짝 볶은 서양 호박에 오렌지유와 만체고 치즈 가루 2큰술을 뿌린다.
- 해바라기씨를 넣은 비트 당근 샐러드

디저트
- 다크 초콜릿 28g 또는 휘핑크림을 얹은 계피 과일 조림

물
- 하루 수분 섭취량을 반드시 채우되 7시 30분까지만 마셔라.

Day 6 단백질

기상 시
- 몸무게를 재 플랜 일지에 기록한다.
- 레몬즙을 넣은 신선한 물을 470ml 마신다(몸무게를 재고 난 뒤).
- 간 영양제를 복용하거나 갑상선 영양제와 함께 민들레차를 한 컵 마신다 (둘 다 해도 괜찮다).
- 기초 체온을 재 플랜 일지에 기록하라.

아침
- 여성 : 아마씨 그래놀라 1컵과 허용된 과일

- 남성 : 아마씨 그래놀라 1.5컵과 허용된 과일

점심

- 로메인 상추에 비트 당근 샐러드, 호박씨, 아보카도 1/4을 곁들인다.
- 호밀 크래커(여성은 1개, 남성은 2개)와 염소 치즈

간식

- 여성 : 허용된 과일 1/2개와 생 아몬드 작은 한 줌
- 남성 : 허용된 과일 1개와 생 아몬드 작은 한 줌

저녁

- 여러 가지 녹색 채소와 함께 테스트할 단백질 고르기
  자연산 흰살 생선, 스테이크, 양고기, 오리고기, 달걀
- 구운 호박, 케일, 만체고 샐러드(Day 7의 점심에도 먹을 수 있도록 넉넉히 만들어라)

디저트

- 다크 초콜릿 28g 또는 휘핑크림을 얹은 계피 과일 조림

물

- 하루 수분 섭취량을 반드시 채우되 7시 30분까지만 마셔라.

Day 7 테스트 없는 날

플랜을 시작하고 며칠이 지나면 테스트를 하루 쉰다. 지금부터는 음식의 반응 수준이 점점 높아지므로, 이틀에 한 번 쉬어 몸을 회복한다.

기상 시

- 몸무게를 재 플랜 일지에 기록한다.
- 레몬즙을 넣은 신선한 물을 470ml 마신다(몸무게를 재고 난 뒤).
- 간 영양제를 복용하거나 갑상선 영양제와 함께 민들레차를 한 컵 마신다 (둘 다 해도 괜찮다).
- 기초 체온을 재서 플랜 일지에 기록하라.

아침

- 여성 : 아마씨 그래놀라 1컵과 허용된 과일 무엇이든
- 남성 : 아마씨 그래놀라 1.5컵과 허용된 과일 무엇이든

점심

- 여러 가지 녹색 채소와 Day 6 저녁에 남은 구운 호박, 케일, 만체고 샐러드
- 매콤한 채소 수프

간식

- 무염 감자칩(여성은 28g, 남성은 42g)

저녁

- 여러 가지 녹색 채소와 레몬 마늘 소스를 뿌린 닭고기
- 살짝 볶거나 굽거나 찐 채소(근대, 브로콜리, 당근, 서양호박, 양파, 표고버섯)를 마늘과 허브로 버무린다(Day 8 저녁에도 먹을 수 있도록 넉넉히 만들어라).

디저트

- 다크 초콜릿 28g 또는 휘핑크림을 얹은 계피 과일 조림

물

- 하루 수분 섭취량을 반드시 채우되 7시 30분까지만 마셔라.

Day 8 빵

기상 시

- 몸무게를 새 플랜 일지에 기록한다.
- 레몬즙을 넣은 신선한 물을 470ml 마신다(몸무게를 재고 난 뒤).
- 간 영양제를 복용하거나 갑상선 영양제와 함께 민들레차를 한 컵 마신다(둘 다 해도 괜찮다).
- 기초 체온을 재 플랜 일지에 기록하라.

아침

- 여성 : 아마씨 그래놀라 1컵과 허용된 과일 아무거나
- 남성 : 아마씨 그래놀라 1.5컵과 허용된 과일 아무거나

점심

- 치즈, 해바라기씨, 아보카도를 곁들인 통밀빵이나 흰빵 한 조각
- 여러 가지 녹색 채소와 사과 1/2개

간식

- 당근에 집에서 만든 후무스나 생 아몬드 버터를 최대 6큰술 곁들인다(여성은 1~2큰술, 남성은 3~4큰술).

저녁

- 로메인 상추와 테스트를 통과한 단백질
- Day 7 저녁에 남은 채소

디저트

- 다크 초콜릿 28g 또는 휘핑크림을 얹은 계피 과일 조림

물

- 하루 수분 섭취량을 반드시 채우되 7시 30분까지만 마셔라.

Day 9 테스트 없는 날

기상 시

- 몸무게를 재 플랜 일지에 기록한다.
- 레몬즙을 넣은 신선한 물을 470ml 마신다(몸무게를 재고 난 뒤).
- 간 영양제를 복용하거나 갑상선 영양제와 함께 민들레차를 한 컵 마신다 (둘 다 해도 괜찮다).
- 기초 체온을 재서 플랜 일지에 기록한다.

아침

- 아마씨 그래놀라와 허용된 과일

  또는

- 여성 : 아마씨 그래놀라 1/4컵을 섞은 시리얼 3/4컵과 허용된 과일
- 남성 : 아마씨 그래놀라 1/2컵을 섞은 시리얼 1.5컵과 허용된 과일

  또는

- 생 아몬드 버터를 바른 빵과 허용된 과일

점심

- 아기 로메인 상추와 염소 치즈, 아보카도 1/4개, 해바라기씨
- 매콤한 채소 수프

간식

- 초콜릿을 덮은 배 슬라이스와 아몬드 작은 한 줌

저녁

▸ 허용된 단백질 아무거나

▸ 버터, 계피, 금방 간 검은 후추를 넣어 찌거나 구운 겨울호박(여성 1컵, 남성 1~2컵, Day 10에도 먹을 수 있도록 넉넉히 만들어라.)

▸ 플랜식 다진 샐러드

디저트

▸ 다크 초콜릿 28g 또는 휘핑크림을 얹은 계피 과일 조림

물

▸ 하루 수분 섭취량을 반드시 채우되 7시 30분까지만 마셔라.

Day 10 새로운 단백질

기상 시

▸ 몸무게를 재 플랜 일지에 기록한다.

▸ 레몬즙을 넣은 신선한 물을 470ml 마신다(몸무게를 재고 난 뒤).

▸ 간 영양제를 복용하거나 갑상선 영양제와 함께 민들레차를 한 컵 마신다 (둘 다 해도 괜찮다).

▸ 기초 체온을 재 플랜 일지에 기록한다.

아침

- 아마씨 그래놀라 1컵과 허용된 과일

  또는

- 빵과 견과류 버터, 허용된 과일

점심

- 플랜식 다진 샐러드에 호박씨를 곁들인다.
- Day 9 저녁에 남은 호박(여성 1컵, 남성 1~2컵)에 만체고 치즈 가루 1큰술을 곁들인다.

간식

- 케일 칩 또는 무염 감자칩(여성 28g, 남성 42g)

저녁

- 녹색 채소 위에 아래 목록 중 테스트할 새로운 단백질을 하나 골라 얹어라. 그릴에 구운 야생 흰살 생선, 스테이크, 양고기, 오리고기, 가리비, 돼지고기, 소우유 치즈, 렌틸콩, 템페, 강낭콩, 달걀
- 해바라기씨, 아보카도, 레몬유, 염소 치즈를 넣고 볶은 케일(Day 11 점심에도 먹을 수 있도록 넉넉히 준비한다)

디저트

- 다크 초콜릿 28g 또는 휘핑크림을 얹은 계피 과일 조림

물

▸ 하루 수분 섭취량을 반드시 채우되 7시 30분까지만 마셔라.

Day 11 테스트 없는 날

기상 시

▸ 몸무게를 재 플랜 일지에 기록한다.

▸ 레몬즙을 넣은 신선한 물을 470ml 마신다(몸무게를 재고 난 뒤).

▸ 간 영양제를 복용하거나 갑상선 영양제와 함께 민들레차를 한 컵 마신다(둘 다 해도 괜찮다).

▸ 기초 체온을 재 플랜 일지에 기록한다.

아침

▸ 아마씨 그래놀라와 허용된 과일

  또는

▸ 빵과 생 아몬드 버터, 허용된 과일

점심

▸ Day 10 저녁에 남은 볶은 케일
▸ 매콤한 채소 수프

간식

- 당근에 집에서 만든 후무스 6큰술을 곁들인다.

저녁

- 허용된 단백질 무엇이든
- 채소 탱발(여성 1컵, 남성 2컵, Day 12에도 먹을 수 있게 넉넉히 만들어라)
- 여러 가지 녹색 채소 샐러드(Day 12에도 먹을 수 있도록 넉넉히 만들어라)

디저트

- 다크 초콜릿 28g 또는 휘핑크림을 얹은 계피 과일 조림

물

- 하루 수분 섭취량을 반드시 채우되 7시 30분까지만 마셔라.

Day 12 새로운 채소

기상 시

- 몸무게를 재 플랜 일지에 기록한다.
- 레몬즙을 넣은 신선한 물을 470ml 마신다(몸무게를 재고 난 뒤).
- 간 영양제를 복용하거나 갑상선 영양제와 함께 민들레차를 한 컵 마신다.
- 기초 체온을 재 플랜 일지에 기록한다.

아침

- 아마씨 그래놀라와 허용된 과일

  또는

- 여성 : 아마씨 그래놀라 1/4컵과 허용된 과일을 섞은 시리얼 3/4컵
- 남성 : 아마씨 그래놀라 1/2컵과 허용된 과일을 섞은 시리얼 1.5컵

점심

- Day 11 저녁에 남은 채소 탱발(여성 1컵, 남성 2컵)과 호박씨를 넣은 샐러드
- 호밀 크래커(여성 1개, 남성 2개)와 생 아몬드 버터

간식

- 당근에 집에서 만든 후무스를 최대 6큰술 곁들인다.

저녁

- 허용된 단백질
- 허용된 채소들(볶거나 삶거나 석쇠에 구운)과 원하는 허브와 함께 새로운 채소를 테스트하라(Day 13 점심에도 먹을 수 있도록 넉넉히 만들어라).
- Day 11 저녁에 남은 여러 가지 녹색 채소 샐러드

디저트

- 다크 초콜릿 28g 또는 휘핑크림을 얹은 계피 과일 조림

물

▶ 하루 수분 섭취량을 반드시 채우되 7시 30분까지만 마셔라.

Day 13 테스트 없는 날

기상 시

▶ 몸무게를 재 플랜 일지에 기록한다.
▶ 레몬즙을 넣은 신선한 물을 470ml 마신다(몸무게를 재고 난 뒤).
▶ 간 영양제를 복용하거나 갑상선 영양제와 함께 민들레차를 한 컵 마신다 (둘 다 해도 괜찮다).
▶ 기초 체온을 재 플랜 일지에 기록한다.

아침

▶ 아마씨 그래놀라와 허용된 과일

또는

▶ 치아씨를 넣은 스무디와 생 아몬드 버터를 바른 호밀 크래커(여성은 1개, 남성은 2개)

또는

▶ 여성 : 아마씨 그래놀라 1/4컵과 허용된 과일을 섞은 시리얼 3/4컵
▶ 남성 : 아마씨 그래놀라 1/2컵과 허용된 과일을 섞은 시리얼 1.5컵

점심

▸ Day 12 저녁에 남은 채소에 해바라기씨를 올린 오픈 채소 샌드위치

▸ 해바라기씨를 넣은 로메인 샐러드

  또는

▸ 식물성 단백질(쌀 제외) 15~25g을 넣은 허용된 샐러드와 원하는 수프

간식

▸ 초콜릿을 덮은 배 슬라이스 한 쪽과 아몬드 작은 한 줌

  또는

▸ 케일 칩(여성 28g, 남성 42g)

저녁

▸ 여러 가지 녹색 채소에 허용된 단백질과 간 당근을 얹는다(Day 14 저녁에도 먹을 수 있도록 넉넉히 만들어라).

▸ 허용된 채소(볶거나 삶거나 석쇠에 구운)와 원하는 허브로 만든 샐러드(여성은 1컵, 남성은 2컵, Day 14 점심에도 먹을 수 있도록 넉넉히 만들어라)

디저트

▸ 다크 초콜릿 28g 또는 휘핑크림을 얹은 계피 과일 조림

물

▸ 하루 수분 섭취량을 반드시 채우되 7시 30분까지만 마셔라.

Day 14 새로운 아침 식사 테스트하기

기상 시
- 몸무게를 재 플랜 일지에 기록한다.
- 레몬즙을 넣은 신선한 물을 470ml 마신다(몸무게를 재고 난 뒤).
- 간 영양제를 복용하거나 갑상선 영양제와 함께 민들레차를 한 컵 마신다 (둘 다 해도 괜찮다).
- 기초 체온을 재서 플랜 일지에 기록한다.

아침
- 새로운 아침 식사 메뉴, 또는 전지 우유나 무유당 우유를 테스트하라.

점심
- 여러 가지 녹색 채소와 Day 13 저녁에 남은 샐러드(여성은 1컵, 남성은 2컵) 염소 치즈
- 호밀 크래커(여성은 1개, 남성은 2개)와 집에서 만든 후무스 6큰술

간식
- 무염 감자칩(여성 28g, 남성 42g)

저녁
- 허용된 단백질
- Day 13 저녁에 남은 여러 가지 녹색 채소

▸ 바질과 레몬유를 넣고 살짝 볶은 애호박과 만체고 치즈 가루 1큰술(Day 15 점심에도 먹을 수 있도록 넉넉히 만들어라)

디저트

▸ 다크 초콜릿 28g 또는 휘핑크림을 얹은 계피 과일 조림

물

▸ 하루 수분 섭취량을 반드시 채우되 7시 30분까지만 마셔라.

Day 15 테스트 없는 날

기상 시

▸ 몸무게를 재 플랜 일지에 기록한다.
▸ 레몬즙을 넣은 신선한 물을 470ml 마신다(몸무게를 재고 난 뒤).
▸ 간 영양제를 복용하거나 갑상선 영양제와 함께 민들레차를 한 컵 마신다 (둘 다 해도 괜찮다).
▸ 기초 체온을 재서 플랜 일지에 기록한다.

아침

▸ 아마씨 그래놀라와 허용된 과일

  또는

▸ 허용된 시리얼과 과일을 섞은 아마씨 그래놀라

점심

▸ Day 14 저녁에 남은 호박, 여러 가지 녹색 채소, 치즈, 해바라기씨를 곁들인 오픈 샌드위치

▸ 허용된 과일 1개

또는

▸ 식물성 단백질(쌀이나 병아리콩 제외) 최소 15~25g을 넣은 허용된 샐러드와 원하는 수프(버터넛호박 수프, 매콤한 채소 수프, 당근 생강 수프)

간식

▸ 당근에 집에서 만든 후무스를 최대 6큰술 곁들인다.

저녁

▸ 인디언 스파이스 럽을 넣은 닭고기(Day 16에도 먹을 수 있도록 57~113g 더 준비한다)

▸ 케일 채소 볶음(Day 16에도 먹을 수 있도록 넉넉히 만들어라)

▸ 레몬과 레몬유를 뿌린 찐 브로콜리(Day 16에도 먹을 수 있도록 넉넉히 만들어라)

디저트

▸ 다크 초콜릿 28g 또는 휘핑크림을 얹은 계피 과일 조림

물

▸ 하루 수분 섭취량을 반드시 채우되 7시 30분까지만 마셔라.

Day 16 두 종류의 단백질 테스트하기

기상 시

▸ 몸무게를 재 플랜 일지에 기록한다.

▸ 레몬즙을 넣은 신선한 물을 470ml 마신다(몸무게를 재고 난 뒤).

▸ 간 영양제를 복용하거나 갑상선 영양제와 함께 민들레차를 한 컵 마신다
(둘 다 해도 괜찮다).

▸ 기초 체온을 재 플랜 일지에 기록한다.

아침

▸ 치아씨 4큰술을 넣은 스무디와 생 아몬드 버터를 바른 호밀 크래커(여성은
1개, 남성은 2개)

또는

▸ 견과류 버터를 바른 빵과 허용된 과일

또는

▸ 허용된 시리얼을 섞은 아마씨 그래놀라와 허용된 과일

또는

▸ 새롭게 테스트를 통과한 아침 식사

점심

▸ Day 15 저녁에 남은 케일 채소 볶음, 인디언 스파이스 럽을 넣은 닭고기 (여성은 57g, 남성은 113g)

▸ 사과 1개

일러두기 오후의 에너지 수준에 주목하기 바란다. 활력이 떨어진다고 느낀다면 점심에 먹은 동물성 단백질이 맞지 않아서일 수 있다.

간식

▸ 여성 : 호밀 크래커 1개에 치즈를 곁들인다.

▸ 남성 : 호밀 크래커 2~3개에 치즈를 곁들인다.

저녁

▸ 여러 가지 녹색 채소와 허용된 단백질

▸ Day 15 저녁에 남은 찐 브로콜리와 파마산 치즈

디저트

▸ 다크 초콜릿 28g 또는 휘핑크림을 얹은 계피 과일 조림

물

▸ 하루 수분 섭취량을 반드시 채우되 7시 30분까지만 마셔라.

Day 17 테스트 없는 날

기상 시

- 몸무게를 재 플랜 일지에 기록한다.
- 레몬즙을 넣은 신선한 물을 470ml 마신다(몸무게를 재고 난 뒤).
- 간 영양제를 복용하거나 갑상선 영양제와 함께 민들레차를 한 컵 마신다 (둘 다 해도 괜찮다).
- 기초 체온을 재 플랜 일지에 기록한다.

아침

- 허용된 시리얼과 과일을 섞은 아마씨 그래놀라

점심

- 매콤한 병아리콩 시금치 샐러드(Day 18 점심에도 먹을 수 있도록 넉넉히 만들어라)
- 버터넛호박 수프

  일러두기 원한다면 시금치를 여러 가지 녹색 채소로 대체할 수 있다. 하지만 갑상선종을 유발하는 음식(시금치처럼)이 무조건 자신에게 맞지 않는다는 의미는 아니다. 우리는 이미 규칙을 알고 있다. 좋아하면 테스트해보라.

간식

- 생 아몬드 버터와 호밀 크래커(여성은 1개, 남성은 2개)

저녁

- 여러 가지 녹색 채소와 허용된 단백질 무엇이든
- 채소 탱발(여성 1컵, 남성 2컵)

디저트

- 다크 초콜릿 28g 또는 휘핑크림을 얹은 계피 과일 조림

물

- 하루 수분 섭취량을 반드시 채우되 7시 30분까지만 마셔라.

Day 18 식당(또는 새로운 채소) 테스트하기

기상 시

- 몸무게를 재 플랜 일지에 기록한다.
- 레몬즙을 넣은 신선한 물을 470ml 마신다(몸무게를 재고 난 뒤).
- 간 영양제를 복용하거나 갑상선 영양제와 함께 민들레차를 한 컵 마신다 (둘 다 해도 괜찮다).
- 기초 체온을 재 플랜 일지에 기록한다.

아침

- 허용된 시리얼과 과일을 섞은 아마씨 그래놀라

또는

▸ 치아씨 4큰술을 넣은 스무디와 생 아몬드 버터를 바른 호밀 크래커(여성은 1개, 남성은 2개)

또는

▸ 새롭게 허용된 아침 식사

점심

▸ Day 17 점심에 남은 매콤한 병아리콩 시금치 샐러드
▸ Day 17 점심에 남은 버터넛호박 수프

간식

▸ 여성 : 무염 감자칩 28g과 집에서 만든 과카몰리 1/8컵
▸ 남성 : 무염 감자칩 42g과 집에서 만든 과카몰리 1/4컵

저녁

▸ 식당을 테스트한다.

또는

▸ 허용된 단백질 무엇이든
▸ 원하는 샐러드 무엇이든
▸ 새로운 채소(익힌 것)는 허용된 다른 채소와 섞어 테스트한다.

디저트

▸ 다크 초콜릿 28g 또는 휘핑크림을 얹은 계피 과일 조림

물

▶ 하루 수분 섭취량을 반드시 채우되 7시 30분까지만 마셔라.

Day 19 테스트 없는 날

체중이 가장 많이 줄었던 날의 식단을 되풀이하라.

Day 20 새로운 채소 테스트하기

기상 시

▶ 몸무게를 재 플랜 일지에 기록한다.

▶ 레몬즙을 넣은 신선한 물을 470ml 마신다(몸무게를 재고 난 뒤).

▶ 긴 영양제를 복용하거나 갑상선 영양제와 함께 민들레차를 한 컵 마신다 (둘 다 해도 괜찮다).

▶ 기초 체온을 재 플랜 일지에 기록한다.

아침

▶ 아마씨 그래놀라와 허용된 과일

  또는

- 빵과 생 아몬드 버터와 허용된 과일

  또는

- 새롭게 허용된 아침 식사

점심

- 허용된 식물성 단백질 최소 15g을 넣은 샐러드
- 원하는 수프

간식

- 초콜릿을 덮은 배 슬라이스 1개와 아몬드 작은 한 줌

저녁

- 허용된 단백질 무엇이든
- 허용된 채소를 섞어 새로운 채소를 테스트한다(삶거나 볶거나 석쇠에 구울 수 있다).
- 배를 썰어 넣은 여러 가지 녹색 채소 샐러드

디저트

- 다크 초콜릿 28g 또는 휘핑크림을 얹은 계피 과일 조림

물

- 하루 수분 섭취량을 반드시 채우되 7시 30분까지만 마셔라.

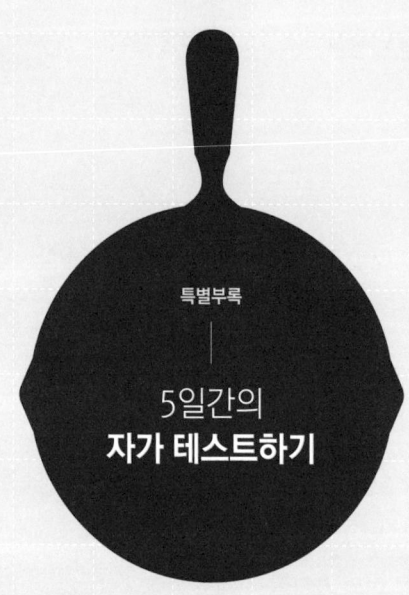

특별부록

5일간의
자가 테스트하기

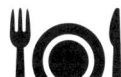 **5 일 간 의 자 가 테 스 트 하 기**

5일간의 자가 테스트는 Day 21-Day 25를 위한 본보기 식단이다.

우선, 자신에게 맞는 음식의 목록을 작성하라. 그 목록을 본보기 식단에 접목할 것이다. 자가 테스트하는 동안 이 목록의 음식을 철저히 지키되, 이 음식과 함께 새로운 음식을 테스트한다. 하루에 한 가지 음식만 새롭게 테스트할 수 있다는 점을 명심하라. 테스트하는 음식을 제외한 모든 음식은 몸에 맞는 음식이어야 한다. 그래야 가장 정확한 결과를 얻을 수 있다.

살을 빼기 위해서는 밀도가 높은 탄수화물(쌀이나 빵) 한 가지와 동물성 단백질 한 가지를 허용되는 한 최대한 먹어야 한다(Day 16 테스트에서 두 가지 단백질을 테스트해 반응이 일어나지 않았다면). 단백질 섭취 권장 횟수를 더 자세히 알고 싶다면 6장을 보라. 많은 경우 고구마, 겨울호박, 구운 채소와 같이 천연 설탕이 많은 음식의 섭취를 일주일에 2회로 줄이는 데 어려움이 없다. 때가 되면 스스로 균형점을 찾게 될 것이다.

체중 감량에 단백질이 매우 중요하다는 사실을 잊지 마라. 여성은 단백질을 아침에 10~40g, 점심에 15~25g, 저녁에 30~60g을 섭취해야 한다. 남성은 아침에 15~60g, 점심에 20~40g, 저녁에 45~70g을 섭취해야 한다.

Day 1 테스트 없는 날

아침
- 허용된 단백질(여성은 10~40g, 남성은 15~60g)과 함께 허용된 아침 식사 무엇이든
- 허용된 과일(여성은 1/2개, 남성은 1개)

점심
- 단백질 15~25g(남성은 20~40g)과 함께 원하는 샐러드
- 선택 사항: 호밀 크래커(여성은 1개, 남성은 2개)를 추가해 섬유소 함량을 늘린다.
- 겨울철에는 소화를 돕기 위해 허용된 수프나 익힌 채소를 추가한다.

간식
- 좋아하는 주전부리를 먹어도 좋다(견과류를 너무 자주 먹으면 견과류에 반응할 가능성이 생기니 간식을 바꿔가며 먹어라).

저녁
- 허용된 단백질, 허용된 샐러드, 허용된 익힌 채소

디저트
- 허용된 디저트

Day 2 1회 분량 테스트하기

몸에 맞는 메뉴를 짜기 위해 Day 1의 지침을 되풀이하라. 하지만 단백질이나 유제품, 밀도 높은 곡식의 탄수화물은 양을 더 늘려 테스트하라.

Day 3 새로운 아침 식사 테스트하기

아침

- 새로운 아침 메뉴를 테스트하라(전지 우유, 시리얼, 새로운 과일 등. 달걀도 테스트할 수 있다. 아침에 달걀을 테스트하고, 저녁에 동물성 단백질을 테스트한다면, '하루에 달걀과 동물성 단백질 먹기'를 테스트하는 것이 된다).

점심

- 단백질(여성은 15~25g, 남성은 20~40g)과 함께 허용된 샐러드
- 선택 사항: 호밀 크래커(여성은 1개, 남성은 2개)를 추가해 섬유소 함량을 늘린다.
- 겨울철에는 소화를 돕기 위해 허용된 수프나 익힌 채소를 추가한다.

간식

- 좋아하는 주전부리

저녁

▸ 허용된 단백질, 허용된 샐러드, 허용된 익힌 채소

디저트

▸ 허용된 디저트

Day 4 운동 테스트하기

체중이 가장 많이 줄었던 날의 메뉴를 되풀이하고, 새로운 운동을 한 후 체중 감량에 어떤 영향을 미치는지 보라.

Day 5 테스트 없는 날

Day 1을 되풀이 하라.

감사의 글

　힘들었지만 즐겁게 이 책을 썼다. 많은 사람의 도움이 없었다면 책을 끝까지 쓰지 못했을 것이다. 그랜드 센트럴 출판사의 다이애나 바로니, 잉크웰 매니지먼트의 리차드 파인, 모어 잡지사의 제인 시모어에게 커다란 빚을 졌다. 내 극성을 받아준 데브라 골드스타인에게 특별히 감사한다. 물론 많은 사람이 그러했지만 특히 데브라는 믿을 수 없을 정도로 인내심이 강하다.

　숨이 막히도록 꽉 껴안아줘야 할 사람은 사랑하는 나의 고객과 직원들, 가족이다. 개인적인 사연과 성공담을 전하고 건강으로 가는 길을 찾기 위해 열심히 노력한 '플랜 실천자들'에게 감사한다. 여러분은 진정으로 나에게 힘을 주었고, 여러분의 강인함에 끝없이 감동한다.

　믿기 힘들 정도로 강하고, 멋지고, 재미있는 우리 직원들에게 감사한다. 나의 진정한 오른팔인 매기 컨버스, 신디 황, 케이티

레인홀츠 박사, 리사 보이어 박사. 여러분 덕분에 지금의 플랜이 만들어져 많은 사람을 도울 수 있게 되었다. 늦은 밤과 이른 아침에 보내온 그 많은 이메일들에 감사한다. 여러분이 그렇게 했던 이유는 치유를 진심으로 원했기 때문일 것이다.

언제나 나를 지탱해주고, 나와 이 책을 믿어주고, 내가 밤새 일할 때 저녁을 만들며 집안을 돌본 약혼자 빌 길레트에게 감사한다. 언제라도 도움의 손길을 내밀어주는 최고의 친구 테드 레시타스에게 감사한다. 가장 큰 감사는 귀여운 아들 브레이든에게 돌려야 할 것 같다. 브레이든은 언제 '엄마 책'이 끝나서 같이 놀 수 있냐고 칭얼댔지만, 언제나 "우리 엄마는 사람들을 더 나은 사람으로 만들어."라며 자랑스러워했지. 고맙다, 아들아.